U0296238

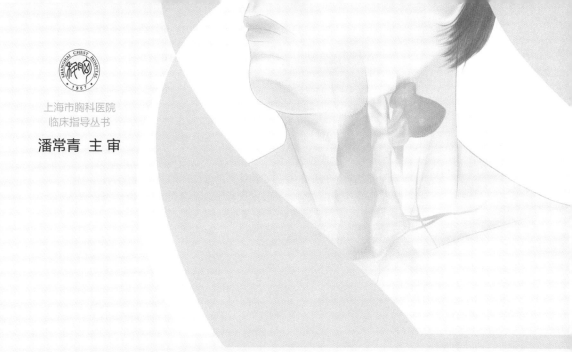

上海市胸科医院
临床指导丛书

潘常青 主审

Clinical Handbook of
# Esophageal Cancer Surgery
in Shanghai Chest Hospital

# 上海市胸科医院
# 食管癌外科临床手册

李志刚 主编

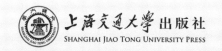

上海交通大学出版社
SHANGHAI JIAO TONG UNIVERSITY PRESS

**内容提要**

本书聚焦食管癌这一中国高发恶性肿瘤的诊断和治疗。以国内著名食管癌诊治中心——上海市胸科医院食管外科的丰富经验和特色诊治为基础,向国内同道推广多学科联合诊治理念指导下的现代诊疗规范。图书不仅涵盖了近年来表浅型食管癌内镜切除、胸腹腔镜食管癌切除和机器人辅助食管癌切除等微创外科的最新进展,同时对空肠代食管和结肠代食管等少见疑难复杂食管外科技术进行了详细介绍,并兼顾了食管癌围手术期并发症、营养和疼痛管理等加速康复环节的重点知识。本书可供相关专业医师、研究生等参考阅读。

**图书在版编目(CIP)数据**

上海市胸科医院食管癌外科临床手册/李志刚主编
. —上海:上海交通大学出版社,2021.10
ISBN 978 - 7 - 313 - 25367 - 5

Ⅰ.①上… Ⅱ.①李… Ⅲ.①食管癌-外科手术-手册 Ⅳ.①R735.1 - 62

中国版本图书馆 CIP 数据核字(2021)第 175829 号

**上海市胸科医院食管癌外科临床手册**
**SHANGHAISHI XIONGKE YIYUAN SHIGUAN'AI WAIKE LINCHUANG SHOUCE**

主    编:李志刚
出版发行:上海交通大学出版社                     地    址:上海市番禺路 951 号
邮政编码:200030                              电    话:021-64071208
印    制:上海锦佳印刷有限公司                   经    销:全国新华书店
开    本:710mm×1000mm  1/16                 印    张:9.75
字    数:147 千字
版    次:2021 年 10 月第 1 版                    印    次:2021 年 10 月第 1 次印刷
书    号:ISBN 978 - 7 - 313 - 25367 - 5
定    价:88.00 元

# 编委会名单

**主　审**

　　潘常青

**主　编**

　　李志刚

**副主编**

　　郭旭峰　李　斌

**编　委**（按姓名汉语拼音排序）

　　顾海勇　上海市胸科医院胸外科

　　郭旭峰　上海市胸科医院胸外科

　　华　荣　上海市胸科医院胸外科

　　何　毅　上海市胸科医院胸外科

　　李　斌　上海市胸科医院胸外科

　　李志刚　上海市胸科医院胸外科

　　廖威麟　解放军西部战区总医院胸外科

　　孙益峰　上海市胸科医院胸外科

　　滕昊骅　上海市胸科医院病理科

　　苏瑜琛　上海市胸科医院胸外科

　　杨　煜　上海市胸科医院胸外科

　　杨　洋　上海市胸科医院胸外科

　　章　宏　上海市胸科医院胸外科

# 序

上海市胸科医院(上海交通大学附属胸科医院)是我国最早建立的以诊治心、肺、食管、气管、纵隔疾病为主的三级甲等专科医院。建院至今,已走过六十四载春秋,在中国胸心外科发展史上开创了诸多第一。作为国内乃至世界范围内最大体量的胸外科中心,每年使逾万例胸部肿瘤患者重获幸福。

21世纪初,在打造亚洲一流精品特色专科医院的目标下,上海市胸科医院胸外科创新性地迈出了亚专业精细化发展的坚实步伐。目前,上海市胸科医院胸外科下分肺外科、食管外科、纵隔外科、气管外科和肺移植外科几个亚专科。上海市胸科医院食管外科成立六周年以来,临床和科研均取得飞速发展。通过聚焦食管癌这一中国高发的消化道疾病,建立了食管镜-纵隔镜-胸腔镜-机器人一体化微创手术平台,探索出了一套具有鲜明特色、高水平食管癌个体化及规范化的诊治体系。

本临床手册以上海市胸科医院食管外科的丰富经验和特色诊治为基础,向国内同道推广多学科联合诊治理念,主要内容包括新辅助同步放化疗及免疫联合放、化疗等先进治疗策略。同时重点介绍表浅型食管癌内镜切除、胸腹腔镜辅助食管癌切除、充气纵隔镜食管癌切除和机器人食管癌切除等微创外科的最新进展;并涵盖空肠代食管和结肠代食管等一系列复杂食管外科技术的相关内容,对于拓宽传统食管外科业务范畴、切实解决疑难疾患有着重要的借鉴意义。

全书内容系统全面、简明扼要,且图文并茂,致力于指导临床实践,是一本不可多得的食管癌外科专业书籍。相信能够成为临床医学经典的案头参考书,可帮助广大胸外科医生为患者带去更优质的医疗服务,欣然为序。

潘常青 教授

上海市胸科医院院长

2021 年 6 月 3 日

　　随着微创胸腹腔镜技术的普及,食管癌的外科治疗已经进入一个微创时代。一个规范化的微创食管癌外科治疗体系也已经建立。难道我们外科医生就可以停止前进了吗?答案当然是否定的。

　　因为所有的外科技术都关乎患者远期的预后,所以更精确的肿瘤治疗管理才是食管癌外科治疗的核心过程。这些涉及术前的评估、术前的身体准备、围手术期的辅助治疗、术中肿瘤学切除原则的确立、术后并发症的控制以及远期的效果评价体系和再治疗,是一个非常庞大的体系工作。如何驾驭这样一个体系,有时需要一根缰绳去帮助我们驾驭这架巨大的马车。这就是我们写这本《上海市胸科医院食管癌外科临床手册》的初衷,希望通过对上述关键点的明晰阐述,可以让这架马车平稳上路,以便我们在此基础上放开手脚、纵横驰骋。

　　上海市胸科医院成立于1957年,食管亚专科设立于2015年,我们一直致力于食管外科各个领域的研究和拓展,目前手术科目已经涵盖了所有的食管外科术式。所有这些内容都是基于上海市胸科医院自身的临床经验撰写而成的。

　　此外,本手册也是上海市胸科医院——国内最大的胸心外科专科医院即将出版的多本临床治疗手册中的一本，很荣幸能为上海市胸科医院新的标志性学术成果贡献食管外科部分的经验和心得。

祝我们所有的患者都能康复！

教授

上海市胸科医院食管外科主任

2021 年 6 月 3 日

# 目录

## 第1章

# 术前分期方法和评估手段

## 1.1 引言

目前,应用最广泛的食管癌(esophageal cancer)分期方案为基于原发肿瘤(tumor)、区域淋巴结(node)和远处转移(metastasis)信息的 TNM 分期,从解剖上描述了肿瘤的局部、区域及远处转移范围。从 1987 年起,美国癌症联合会(American Joint Committee on Cancer,AJCC)和国际抗癌联盟(Union for International Cancer Control,UICC)即开始联合出版《肿瘤 TNM 分期》并定期更新。术前,通过包括影像学诊断在内的各种方法进行肿瘤临床分期(clinical staging,cTNM staging)十分重要,这对于病情判断、治疗方案和手术方式选择甚至预后评估均有着重要意义。

食管癌术前分期评估常用手段包括计算机断层扫描(computed tomography,CT)、消化内镜(gastrointestinal endoscopy,GIE)、超声内镜(ultrasonic endoscope,EUS)及正电子发射体层成像(positron emission tomography,PET)等技术。CT 能够鉴别原发肿瘤浸润深度并且提供远处转移的信息。EUS 能够很好地区分肿瘤侵犯深度和周围淋巴结情况,且能够结合细针抽吸活检(fine-needle aspiration biopsy,FNAB)来准确评估局部淋巴结转移状况。PET 能够提供肿瘤代谢信息,是一种有效的食管癌诊断方法,并且可用于新辅助治疗后的病情评估。此外,颈部/腹部超声、气管镜、超声支气管镜(endobronchial ultrasound,EBUS)、EBUS－FNAB、超声或 CT 引导下经皮穿刺、纵隔镜或胸腹腔镜微创技术均可选择性地对术前临床分期进行补充。在临床实践中,常需综合多种检查方法来获得尽可能准确的术前临床分期。

## 1.2 常用检查方法

### 1.2.1 X线钡餐造影

钡餐造影一般在经内镜及活检病理确诊食管癌后使用,主要目的在于判断肿瘤的位置和估计肿瘤长度,对于所有初诊食管癌患者都推荐使用。

### 1.2.2 上消化道内镜

内镜检查可直接观察肿瘤的形态,明确病变近、远端距门齿的距离即肿瘤的位置和侵犯长度,并可在直视下行组织活检以获取病理学诊断,对所有初诊患者必不可少。然而,内镜检查仅能对食管腔内的基本情况做出评价,不能对腔外浸润情况做出准确评估,主要应用于食管癌患者初始定性和定位诊断。

### 1.2.3 CT检查

胸部和腹部增强 CT 是所有食管癌患者必须接受的检查,可以对肿瘤进行 T、N、M 分期评估。颈段食管癌患者需行颈部增强 CT 检查,以明确肿瘤外侵情况。CT 在诊断食管癌方面主要有以下特点:

(1) CT 在判断食管癌 T 分期方面有较大的局限性,诊断 $T_3 \sim T_4$ 期食管癌符合率达 54%~94%,而 $T_1 \sim T_2$ 期病变准确率只有 30%左右。尤其是 $T_1$ 期肿瘤局限于食管黏膜或黏膜下层时,因肿瘤可能仅导致食管局部运动功能发生改变,而食管壁厚度尚无明显变化,所以准确率较低。CT 检查对区分 $T_1$、$T_2$ 和 $T_3$ 期的准确率不高,但联合 EUS 可以将总体诊断准确率提高至 85%左右。CT 检查对 $T_4$ 期肿瘤诊断的准确率高,影像学检查显示食管癌和邻近组织结构间存在脂肪组织则基本可以排除 $T_4$ 期,为外科医师判断食管癌可切除性提供了重要依据。

(2) CT 检查对 N 分期的评估主要是根据所发现淋巴结的大小和个数进行判断。在通常情况下,胸部和腹部淋巴结短径>10 mm 考虑为转移淋巴结。荟萃分析结果显示,CT 对食管癌 N 分期诊断的总体敏感度为 59%,

特异度为 81%。临床实践表明,单纯以淋巴结大小来判断是否转移,准确率并不高,需要和 EUS 或 PET 联合应用以提高 N 分期的准确性。

(3) CT 检查是判断食管癌患者远处转移最常用的评估手段,但是对肝、肺、脑及骨转移等敏感度仅为 37%～66%。具体而言,增强 CT 对于直径＞2 cm 的肝转移灶检测敏感度为 70%～80%,对怀疑转移的肝结节灶,需行超声及磁共振成像(magnetic resonance lmaging,MRI)检查以进一步明确。增强 CT 对于发现肾上腺转移灶十分敏感,但对可疑转移病灶需要行超声、MRI、经皮穿刺或者腹腔镜活检以明确诊断。CT 检查对于肺部结节则较为敏感,但仅根据 CT 影像表现往往难以准确判断结节的性质,在治疗前需获得病理学证据。

### 1.2.4 EUS

EUS 是所有食管癌患者必需的检查项目,用于判断肿瘤的侵犯深度和周围淋巴结转移情况,评估肿瘤 T 分期和 N 分期。配合细针穿刺可以完成淋巴结活检,提高肿瘤术前分期的准确性。对于因肿瘤引起管腔梗阻的患者,有时需配合扩张技术完成检查。

EUS 用于术前 T 分期,可探测食管壁自内向外的 5 层结构,分别为黏膜、黏膜肌层、黏膜下层、固有肌层和外膜(见图 1-1)。一般认为肿瘤侵犯前 3 层为 $T_1$ 期,侵犯至第 4 层为 $T_2$ 期,5 层均侵犯为 $T_3$ 期,肿瘤浸润超过第 5 层且与周围结构无明显间隙为 $T_4$ 期。研究显示,EUS 在确定食管癌 T 分期方面的准确率可达到 84%,明显高于 CT;但对于不同的 T 分期,其诊断准确度存在差异。对 $T_1$～$T_4$ 期肿瘤诊断准确率分别为 84%、73%、89% 和 89%。可以看出,EUS 在 $T_2$ 期肿瘤的诊断上准确率最不满意。随着技术的改善,EUS 在诊断 T 分期方面获得了显著的进步,成为术前评估食管癌 T 分期最准确的检查手段。对于表浅型病变,EUS 还可以区分病灶局限于黏膜层内或侵犯至黏膜下层,为判断能否选择内镜治疗提供重要的依据。但是,仅依靠 EUS 来区分 Tis 和 $T_1$ 期肿瘤是不够准确的,需要联合内镜下黏膜切除标本病理检测以明确诊断。

尽管 EUS 诊断食管癌 T 分期具有很高的敏感度和特异度,但因肿瘤造成食管管腔梗阻,使 30% 的食管癌患者无法完成 EUS 检查。对于这些患

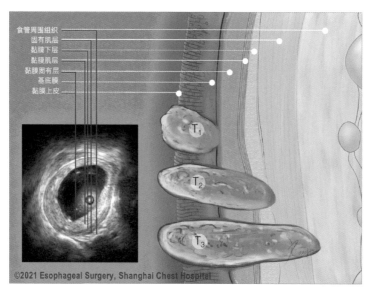

食管周围组织
固有肌层
黏膜下层
黏膜肌层
黏膜固有层
基底膜
黏膜上皮

$T_1$
$T_2$
$T_3$

©2021 Esophageal Surgery, Shanghai Chest Hospital

**图 1-1  EUS 应用于食管癌 T 分期评估**

者,EBUS 能够评估食管肿瘤邻近器官情况,如气管支气管壁和纵隔淋巴结,从而使得分期更准确。EBUS 对肿瘤侵犯气管支气管壁的诊断准确率达 91%,而对纵隔淋巴结的诊断准确率达 91.7%,敏感度为 88.1%,特异度为 100%,阳性预测值为 100%,阴性预测值为 80.6%。经 EUS 检查,具有以下 4 个特征的淋巴结可初步诊断为转移淋巴结:淋巴结短径>10 mm、圆形或类圆形、中央为低回声和边界锐利。然而,EUS 评估淋巴结也存在一定的局限性:①可能误判一些肿大的炎性淋巴结导致假阳性,尤其是隆突下淋巴结;②无法对淋巴结微转移做出诊断;③由于气体的影响,EUS 难以获得肺门淋巴结的清晰图像,影响对该区域淋巴结的诊断。

随着 EUS-FNAB 技术的发展,技术熟练的医师可以对直径<5 mm 的淋巴结进行穿刺,显著提高对食管癌 N 分期的诊断准确率。一项多中心研究表明,EUS-FNAB 对淋巴结评估的敏感度为 92%,特异度为 93%,阳性预测值为 100%,阴性预测值为 86%。相比于单独采用 EUS,EUS-FNAB 将 N 分期诊断的总体敏感度从 84.7% 提升至 96.7%,总体特异度从 84.6% 提升至 95.5%。然而,虽然 EUS-FNAB 提高了食管癌 N 分期的准确性,但其毕竟是有创检查且增加了治疗费用。因此,行 EUS 检查时,应个体化

选择有必要的患者行 FNAB 检查。图 1-2 所示为 EUS-FNAB 应用于阳性淋巴结穿刺。

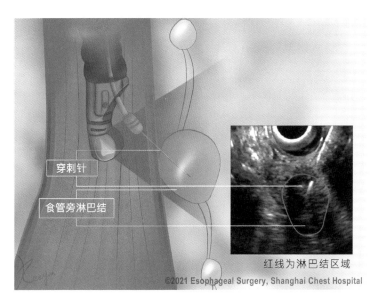

穿刺针

食管旁淋巴结

红线为淋巴结区域

©2021 Esophageal Surgery, Shanghai Chest Hospital

**图 1-2 EUS-FNAB 应用于阳性淋巴结穿刺**

### 1.2.5 体表超声

体表超声检查对于食管癌术前分期的作用主要体现在确定是否存在颈部淋巴结转移和肝转移。颈部 B 超可实时、多维、多个声像学特征进行综合判断，且易于实施穿刺活检。腹部 B 超可以判断有无肝转移及腹腔淋巴结(如腹主动脉旁淋巴结)有无肿大等,如淋巴结短径＞10 mm 考虑转移可能性大,临床上多与腹部增强 CT 以及 PET/CT 联合应用提高诊断准确率。

### 1.2.6 PET/CT

PET/CT 是食管癌患者术前评估远处转移最佳的检查手段。也是目前上海市胸科医院临床工作中的常规检查项目之一。

PET/CT 是近年肿瘤医学进步的标志性技术,推荐用于每位食管癌患者。PET/CT 可以更好地做全身性评估,提高肿瘤的远处转移检出率,并帮助评估患者治疗后的反应。PET/CT 作为功能性影像所反映的食管癌病变往往早于解剖结构变化。在食管癌病变的定性研究中,PET/CT 检测准确率为 92%～100%。但由于 PET/CT 图像空间分辨率较低,缺乏解剖结构的支持,对食管及周围软组织是否有癌细胞浸润,不能做出准确的评价(见图1-3A)。

对于肿瘤 N 分期,理论上 PET/CT 能够发现所有糖代谢异常的淋巴结。研究显示,PET/CT 检测食管癌 N 分期的准确率为 37%～90%。荟萃分析显示,其诊断淋巴结转移的总体敏感度为 59%,特异度为 81%。对远离病灶区域淋巴结(颈部和腹部)的诊断准确率高,而对于病灶周围主要是食管旁淋巴结的诊断敏感度则较低,主要原因是高度浓聚的原发肿瘤掩盖了癌旁摄取率相对较低的淋巴结。

对于肿瘤 M 分期评估,PET/CT 比 CT、EUS 及全身骨扫描等检查更有临床价值,其诊断肿瘤远处转移的准确率为 91%,敏感度为 88%,特异度为 93%。PET/CT 能够发现传统影像学没有发现的远处转移灶,使一些晚期食管癌患者避免了不必要的手术治疗。需要指出,如果 PET/CT 提示患者出现肿瘤肝、脑转移,需进一步行增强 MRI 检查以明确诊断(见图1-3B)。

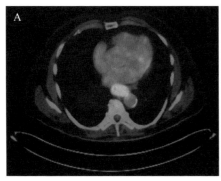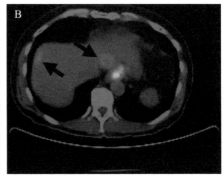

**图1-3 食管癌患者 PET/CT 检查结果**

注 A.PET/CT 显示食管癌组织糖代谢高摄取;B.PET/CT 显示食管胃结合部癌伴多发肝转移。

随着食管癌新辅助治疗在国内实施比例越来越高,PET/CT 的应用价值日益增加,其可以为外科医师决策提供有参考价值的信息。对于新辅助治疗后肿瘤退缩程度及分期再评价,PET/CT具有独特的价值。

### 1.2.7 微创外科技术

虽然微创外科技术并不常规用于食管癌患者的术前评估,但是纵隔镜、胸腔镜和腹腔镜检查对食管癌患者术前临床分期评估的可行性和有效性已经得到部分学者的认可。

### 1.2.8 新辅助治疗后再分期

食管癌新辅助治疗后再分期是基于治疗前肿瘤信息,在治疗后对肿瘤再次作出全面评估。分期评估手段与初诊患者一致。

重复内镜检查和组织活检对放化疗后组织形态学退缩的预测敏感度分别为60%和36%,特异度为34%和100%。荷兰 pre-SANO 研究表明,内镜检查联合"咬合"活检对放化疗后组织形态学退缩的预测敏感度为77%,特异度为72%,阳性预测值为92%,阴性预测值为45%。

EUS 在新辅助治疗后评估肿瘤 T 分期也不够准确,文献报道的准确率仅为27%~47%。由于 EUS 无法将肿瘤与放化疗产生的炎症和纤维化区分,因此最常见的错误是过度分期。EUS 在新辅助治疗后评估肿瘤 N 分期的准确率为49%~71%,准确率降低的主要原因是放化疗后淋巴结的超声表现发生了变化。因此,无法根据既定的 EUS 标准进行评估;同时由于淋巴结内的癌残留灶太小,也无法通过病理分析以外的其他方式检测。目前,放化疗前后最大横截面积的变化似乎是评估肿瘤对新辅助治疗反应更有效的方法,其下降超过50%表明对治疗有应答。此外,EUS/FNAB 同样可以被应用于放化疗后肿瘤残存患者的淋巴结评估。

PET/CT 在新辅助治疗后再分期中的主要作用是排除远处转移。通过 PET/CT 了解相关参数如最大标准摄取值(SUVmax)、代谢肿瘤长度、代谢肿瘤体积和总体病变糖酵解的变化,用于评估病灶对新辅助治疗的反应。pre-SANO 研究中,PET/CT 对放化疗后组织形态学退缩的预测敏感度为80%,特异度为37%,阳性预测值为77%,阴性预测值为42%。

## 1.3　术前临床分期评估策略和流程

　　上海市胸科医院对食管癌初诊患者的术前临床评估策略如表 1-1 所示，图 1-4 展示了上海市胸科医院食管癌初诊患者术前临床分期的评估流程。

表 1-1　上海市胸科医院食管癌初诊患者术前临床分期评估策略

| 检查方法 | T 分期 | N 分期 | M 分期 |
|---|---|---|---|
| 胸部增强 CT | Ⅰ | Ⅰ | Ⅰ |
| 腹部增强 CT | N/A | Ⅱ（腹腔淋巴结） | Ⅰ（肝脏、肾上腺转移） |
| 颈部增强 CT | Ⅰ（颈段食管癌） | Ⅲ（侵袭血管的淋巴结） | Ⅲ |
| 颈部/腹部超声 | N/A | Ⅱ（颈部淋巴结） | Ⅲ（肝转移） |
| 上消化道内镜 | Ⅰ | N/A | N/A |
| EUS-FNAB | Ⅰ | Ⅰ | N/A |
| PET/CT | Ⅲ | Ⅱ | Ⅰ |
| MRI | Ⅰ（无标准） | N/A | Ⅰ（肝脏、头颅） |
| 骨核素扫描 | N/A | N/A | Ⅲ（评估骨转移 PET 可以取代） |
| 气管镜 | Ⅱ（颈段胸上段食管癌） | Ⅲ（气道周围淋巴结活检） | N/A |
| 上消化道钡餐造影 | Ⅱ | N/A | N/A |

注　诊断意义分级：Ⅰ级，必须使用；Ⅱ级，推荐使用；Ⅲ级，选择使用；N/A，无相关性。

### 1.3.1　肿瘤分期评估

　　图 1-5 所示为食管鳞癌初诊患者术前临床分期标准。

#### 1.3.1.1　原发肿瘤侵犯深度（T 分期）

根据肿瘤侵犯深度依次分为 $cT_{1a}$（黏膜层）、$cT_{1b}$（黏膜下层）、$cT_2$（固有

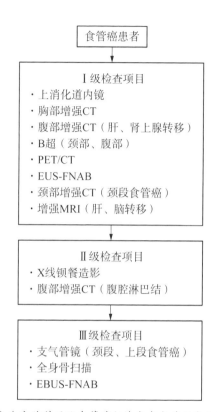

**图1-4 上海市胸科医院食管癌初诊患者术前临床分期评估流程**

|  | $N_0$ | $N_1$ | $N_2$ | $N_3$ | $M_1$ |
|---|---|---|---|---|---|
| $T_{is}$ | 0 |  |  |  |  |
| $T_1$ | I | I | III | IVA | IVB |
| $T_2$ | II | II | III | IVA | IVB |
| $T_3$ | II | III | III | IVA | IVB |
| $T_{4a}$ | IVA | IVA | IVA | IVA | IVB |
| $T_{4b}$ | IVA | IVA | IVA | IVA | IVB |

**图1-5 食管鳞状细胞癌初诊患者术前临床分期标准(cTNM-AJCC第8版)**

肌层)、$cT_3$(外膜层)、$cT_{4a}$(肿瘤突破外膜侵犯壁层胸膜、奇静脉、膈肌和心包等可切除器官)和 $cT_{4b}$(肿瘤侵犯脊柱、大血管、气管等不可切除器官)。

  1.3.1.2 局域性淋巴结(N 分期)评判

  $cN_1$(1～2 枚淋巴结转移),$cN_2$(3～6 枚淋巴结转移),$cN_3$($\geqslant$7 枚淋巴结转移)。

  1.3.1.3 远处脏器转移(M 分期)评判

  $cM_0$(无远处脏器转移),$cM_1$(有远处脏器转移)。

## 1.3.2 心肺功能检测和实验室检查

  患者术前的常规检查项目如表 1－2 所示,包括血常规、凝血功能及肝肾功能等,心肺功能的评估对于食管癌患者手术也是必要的。

表 1－2 心肺功能和实验室检查

| 检查项目 | 检 查 指 标 |
| :---: | :--- |
| 血液 | 血常规、血生化、血糖、电解质、凝血功能、感染指标 |
| 肝功能 | 转氨酶、胆红素、白蛋白、球蛋白、肝脏 B 超 |
| 肾功能 | 尿素氮、血肌酐、肾小球滤过率、尿常规、肾脏 B 超 |
| 心功能 | 心电图、心超、平板运动 |
| 肺功能 | 胸部 X 线片、肺总功能、动脉血气分析(60 岁及以上患者为常规检查项目) |

## 1.4 结语

  对于经内镜及组织活检病理检查确诊的食管癌患者,应先行胸部增强CT 检查,明确肿瘤是否可以完全切除以及是否存在远处转移(颈段食管癌必须行颈部增强 CT,怀疑肝脏、肾上腺转移者必须行腹部增强 CT,怀疑腹腔淋巴结肿大者可选择行腹部增强 CT)。初步判断无远处转移后,可行EUS 进一步明确肿瘤浸润食管壁的深度以及是否存在淋巴结转移,并且可以结合 FNAB 以提高诊断的准确率。颈段及胸部中上段邻近气道的食管病变或者气道周围淋巴结活检,可以选择行气管镜检查明确诊断。对于颈部淋巴结转移的判断,应该常规行颈部 B 超检查,发现有淋巴结肿大者建议行FNAB。由于 PET/CT 对于肿瘤远处转移以及淋巴结转移诊断价值高,除了 Tis 和 $T_1$ 期患者外,都应该行该项目检查,尤其对于新辅助治疗后需要分期再评估的患者。怀疑有肿瘤肝、脑转移的患者,必须行增强 MRI 检查以明确诊断。由于新辅助治疗后食管癌再分期的评估难度增加,推荐联合应用内镜"咬合"活检、增强 CT、EUS - FNAB 及 PET/CT 等检查能够提高诊断的准确率,为后续治疗方案的选择提供依据。

（杨　洋）

 **参考文献**

1. 中国抗癌协会食管癌专业委员会. 食管癌规范化诊治指南[M]. 2 版. 北京:中国协和医科大学出版社,2013.

2. Bhutani M S, Barde C J, Markert R J, et al. Length of esophageal cancer and degree of luminal stenosis during upper endoscopy predict T stage by endoscopic ultrasound [J]. Endoscopy, 2002,34(6):461 - 463.

3. Goel R, Subramaniam R M, Wachsmann J W. PET/computed tomography scanning and precision medicine: esophageal cancer [J]. PET Clin, 2017,12(4):373 - 391.

4. Schneider P M, Metzger R, Schaefer H, et al. Response evaluation by endoscopy, rebiopsy, and endoscopic ultrasound does not accurately predict histopathologic regression after neoadjuvant chemoradiation for esophageal cancer [J]. Ann Surg, 2008,248(6):902 - 908.

5. Noordman B J, Spaander M C W, Valkema R, et al. Detection of residual disease after neoadjuvant chemoradiotherapy for oesophageal cancer (pre SANO): a prospective multicentre, diagnostic cohort study [J]. Lancet Oncol, 2018,19(7):965 - 974.

## 第2章

# 肿瘤标本处理原则及病理要求

## 2.1 引言

病理学是肿瘤学的基础,包括基本病情评估、治疗效果评价和再治疗设计都是基于对病理学的了解。对于病理标本的规范管理反映了一个单位的临床治疗和科研水平。

食管癌切除术的范围取决于病变的部位、大小和组织学类型。除表浅型食管癌可以尝试内镜下切除外,多数食管癌病灶因为侵犯深度已达黏膜下层或者伴随局域性淋巴结转移,常需要行食管次全切除和系统性淋巴结清扫。

## 2.2 手术标本处理

### 2.2.1 取材步骤

在新鲜状态下分离标本,用墨汁标记食管远端切缘后,从一端向另一端纵行剖开食管,尽量由肿瘤对侧切开(见图 2 - 1)。如果标本中包括部分胃,则要沿着胃大弯剪开并与食管的切口相延续(见图 2 - 2)。具体取材步骤如下:

(1) 分离食管周围脂肪并仔细寻找淋巴结,将淋巴结按照分站依次归类并标识。

(2) 将标本钉于软木板上,黏膜朝上,用 4% 中性甲醛溶液固定过夜。

(3) 拍 2 张照片,并在其中一张照片上标明取材部位。

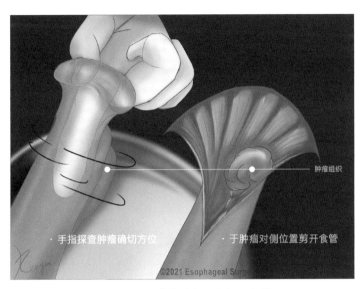

**图 2-1　沿肿瘤对侧纵行切开食管**

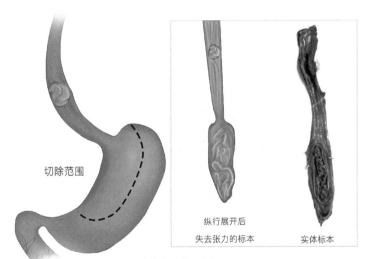

**图 2-2　食管胃纵行剖开**

（4）标本固定后,用墨汁涂抹手术标本,包括食管上下切缘黏膜断端和肿瘤部位食管外膜及周围软组织。

### 2.2.2 取材部位

（1）原发肿瘤:共取4块,其中2块分别包括肿瘤上、下切缘且附带有非肿瘤性黏膜。

（2）非肿瘤性黏膜:根据原发肿瘤的部位,在距肿瘤近侧和远侧边缘的不同距离取2～3块组织。

（3）若手术标本包含胃,则需要另外在食管胃结合部（esophagogastric junction, EGJ）取材。

（4）食管上切缘。

（5）食管下切缘。

（6）淋巴结。

### 2.2.3 病理描述

（1）标本的大体长度、直径和周长,是否包括近端胃（如果包括,需标明胃小弯和大弯的长度）。

（2）肿瘤:肿瘤距口侧切缘和肛侧切缘及环周切缘的距离、肿瘤大小、大体分型、切面颜色和质地、浸润深度,是否累及EGJ（累及EGJ者,需记录肿瘤中心距EGJ的距离）等。

（3）黏膜:非肿瘤性黏膜的外观;肿瘤远端食管黏膜是否可以辨认;是否有巴雷特食管的证据（如果有,病变的长度及黏膜的外观）;肿瘤近端食管腔有无扩张等。

（4）食管壁:是否有食管壁增厚,有无静脉曲张。

（5）如果标本包含胃,需记录EGJ及胃黏膜的特征。

（6）淋巴结:依据淋巴结分站记录相应的淋巴结数目、最大淋巴结的大小、大体上是否可见肿瘤浸润（图2-3所示为淋巴结分组送检）。

（7）肿瘤分化程度。

（8）脉管及周围神经是否受侵。

（9）免疫组织化学检测结果。

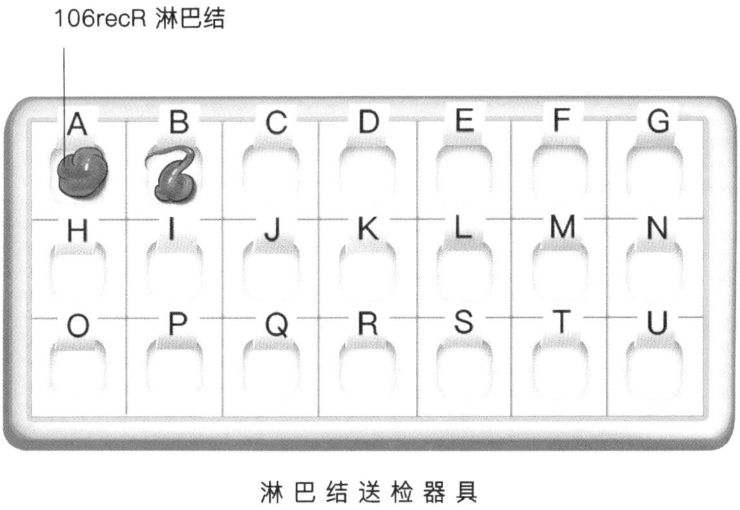

106recR 淋巴结

淋 巴 结 送 检 器 具

图 2 - 3 淋巴结分组送检

### 2.2.4 外科手术病理报告模板

对于外科切除的食管癌及食管胃结合部癌(肿瘤中心距 EGJ≤2 cm),按以下模板做出病理报告(见表 2 - 1)。

表 2 - 1 食管癌外科手术病理报告模板

| 在所选内容前打√,除非另有说明,否则均为单选项。 |
| --- |
| 1. 手术名<br>＿＿＿内镜下切除<br>＿＿＿食管切除术<br>＿＿＿食管胃切除术<br>＿＿＿其他(具体说明):＿＿＿＿＿＿＿<br>＿＿＿未标明<br>2. 肿瘤部位(选择所有适用项)<br>＿＿＿颈段(近端)食管<br>＿＿＿上段食管(胸上段食管)<br>＿＿＿中段食管(胸中段食管)<br>＿＿＿下段食管(远端食管) |

（续表）

____食管胃结合部(EGJ)

____胃

____其他(具体说明)：_____

3. 肿瘤与 EGJ 的关系

____肿瘤完全位于食管内,不涉及 EGJ

____肿瘤中心位于食管远端,肿瘤累及 EGJ

____肿瘤中心位于 EGJ

____肿瘤累及 EGJ,且中心位于距 EGJ≤2 cm 内的胃侧

____未标明

____无法评估

如果出现以下情况之一,则应采用胃癌病理方案：①肿瘤累及 EGJ,但中心距胃近端的距离＞2 cm；②中心距胃近端的距离≤2 cm,但肿瘤不涉及 EGJ。肿瘤中心与 EGJ 的距离：____cm

4. 肿瘤大小

最大直径：____cm

附加直径：____cm×____cm

____无法确定(解释)：_____

5. 组织学类型

____鳞状细胞癌

____腺癌

____腺鳞癌

____腺样囊性癌

____黏液表皮样癌

____具有腺成分的未分化癌

____鳞状上皮未分化癌

____未分化癌

____大细胞神经内分泌癌

____小细胞神经内分泌癌

____$G_1$:高分化神经内分泌肿瘤

____$G_2$:高分化神经内分泌肿瘤

____$G_3$:高分化神经内分泌肿瘤

____未列出(指定)的其他组织学类型：_____

____癌,类型无法确定

6. 组织学等级(仅在适用时才需要)

____$G_1$:高分化

____$G_2$:中分化

____$G_3$:低分化或未分化

（续表）

| |
| --- |
| ____G<sub>X</sub>：无法评估 |

_____Gₓ：无法评估

7. 肿瘤侵犯深度

　　_____原发肿瘤不明确

　　_____高级别上皮内瘤变/原位癌

　　_____肿瘤侵犯黏膜固有层

　　_____肿瘤侵犯黏膜肌层

　　_____肿瘤侵犯黏膜下层

　　_____肿瘤侵犯固有肌层

　　_____肿瘤侵犯外膜

　　_____肿瘤侵入邻近的结构/器官（具体描述）：_____

　　_____无法评估

8. 切缘

　　注意：仅当所有切缘都未受累及并且可以评估时，才使用此部分。

　　_____所有切缘无癌组织、异型增生及肠化生的影响

　　检查的边界：_____

　　注意：切缘可能包括近端、远端、环周切缘、黏膜、深层及其他。

　　＋浸润性癌距最近切缘的距离：_____mm 或_____cm

　　＋特定最接近的切缘：_____

　　如有任何切缘受累或无法评估，则需分别报告各切缘情况

9. 近端切缘

　　_____无法评估

　　_____浸润性癌累及

　　_____无浸润性癌累及

　　_____无上皮内瘤变累及

　　_____低级别鳞状上皮内瘤变累及

　　_____高级别鳞状上皮内瘤变累及

　　_____低级别腺上皮内瘤变累及

　　_____高级别腺上皮内瘤变累及

　　_____肠上皮化生（巴雷特食管）而无上皮内瘤变累及

10. 远端切缘

　　_____无法评估

　　_____浸润性癌累及

　　_____无浸润性癌累及

　　_____无上皮内瘤变累及

　　_____低级别鳞状上皮内瘤变累及

　　_____高级别鳞状上皮内瘤变累及

　　_____低级别腺上皮内瘤变累及

(续表)

　　　　____高级别腺上皮内瘤变累及

　　　　____肠上皮化生(巴雷特食管)而无上皮内瘤变累及

11. 环周切缘

　　　　____无法评估

　　　　____无浸润性癌累及

　　　　____有浸润性癌累及

12. 其他切缘(仅在适用时才需要)

　　　　特定切缘：_____

　　　　____无法评估

　　　　____无浸润性癌累及

　　　　____有浸润性癌累及

13. 区域淋巴结

　　　　____没有找到或送检淋巴结

　　　　淋巴结检查(仅当标本中存在淋巴结时才需要)

　　　　受累的淋巴结数目：_____

　　　　____无法确定数字(解释)：_____

　　　　检查的淋巴结数目：_____

　　　　____无法确定数字(解释)：_____

14. 淋巴管浸润

　　　　____未找到

　　　　____存在

　　　　____无法确定

15. 周围神经侵犯

　　　　____未找到

　　　　____存在

　　　　____无法确定

16. 新辅助治疗后效果评估

　　　　____未曾接受已知的术前治疗

　　　　____显效

　　　　____无残留癌,其特征为镜下组织纤维化明显且贯穿食管壁各层,没有组织学上可识别的残留癌,肿瘤消退分级(tumor regression garde,TRG)为 1 级(TRG 1)

　　　　____1%～10%残留癌(TRG 2)

　　　　____11%～50%残留癌(TRG 3)

　　　　____残留癌大于 50%,无明显肿瘤消退(TRG 4)

## 2.3 内镜标本处理

### 2.3.1 内镜标本固定

#### 2.3.1.1 充分伸展标本,保持病灶的完整性

在内镜黏膜切除术(endoscopic mucosal resection,EMR)或者内镜下黏膜剥离术(endoscopic submucosal dissection,ESD)标本边缘用不锈钢细针完整地固定于泡沫塑料或橡胶板上,将整个标本充分展开,暴露病变部分。需注意标本伸展的程度应与本身的生理状态相当,不要过分牵拉而破坏标本的完整性,以免影响病理组织学观察。如病变距切缘很近,局部可不用固定针,以免影响病理组织学观察切缘情况。在伸展固定 EMR/ESD 标本的泡沫塑料或橡胶板上,应在标本周围标记该标本在体内的相对位置,例如口侧、肛侧、前壁、后壁等,便于病理组织学观察的结果,与内镜表现对照(见图 2 - 4)。

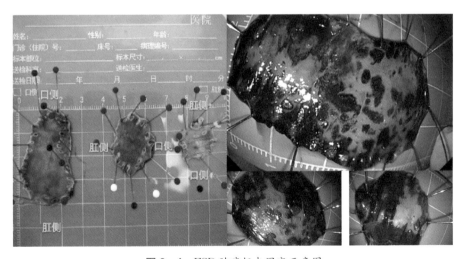

图 2 - 4 ESD 肿瘤标本固定示意图

#### 2.3.1.2 及时恰当固定标本,避免标本干燥

EMR/ESD 标本在体外暴露的时间过长会造成黏膜组织过度干燥,黏膜上皮会发生形态学改变,造成病理诊断出现偏差。因此,切除的标本应及时

浸没于4%中性甲醛溶液中,固定12～48 h,过短或过长的固定时间都会对标本的后续处理造成影响。

2.3.1.3　提供信息齐全的病理学检查申请单

简明扼要的病史、内镜下病变的表现和分型、既往活检的病理诊断等信息有助于病理科医师明确检查的重点。

### 2.3.2　内镜标本取材

2.3.2.1　标本拍照

对4%中性甲醛溶液固定后的EMR/ESD标本,应在组织取材、改刀前后分别拍照。标本改刀前的拍照是为了记录病变黏膜与周围正常黏膜的位置关系;改刀后拍照是便于在EMR/ESD标本上标记不同区域病变黏膜的病理诊断、病变的严重程度及空间位置关系。

2.3.2.2　全面取材

为了评价整个黏膜的病变范围及程度,EMR/ESD标本应全部取材。选择标本改刀取材的方向,应先确定距病灶最近的切缘,以此处切缘的切线为基准,垂直于切线方向进行切割,从距病灶最近切缘的旁侧1 mm开始下刀,每隔2～3 mm平行切割组织,将所有组织取材检查。

2.3.2.3　按顺序进行组织包埋

按标本改刀后的相对位置关系进行组织包埋,180°翻转第一块或最后一块标本的黏膜面,在最终的切片上,可确定标本包埋正确的方向,观察整个黏膜四周的水平切缘状况。

### 2.3.3　内镜病理报告模板

食管癌内镜病理报告模板见表2-2。

表2-2　食管癌内镜病理报告模板

| 在所选内容前打√,除非另有说明,否则为单选项。 |
| --- |
| 1. 肿瘤组织学类型<br>　　____鳞状细胞癌<br>　　____腺癌 |

（续表）

| | |
|---|---|
| 2. 组织学等级（仅在适用时才需要） | |

2. 组织学等级（仅在适用时才需要）

　　____ $G_1$：高分化

　　____ $G_2$：中分化

　　____ $G_3$：低分化，未分化

　　____ $G_x$：无法评估

3. 肉眼分型

　　____ 0～ $I_s$ 型

　　____ 0～ $I_p$ 型

　　____ 0～ $II_a$ 型

　　____ 0～ $II_b$ 型

　　____ 0～ $II_c$ 型

　　____ 0～Ⅲ型

4. 肿瘤大小

　　____ cm×____ cm×____ cm

5. 水平切缘

　　____ 无法评估

　　____ 浸润性癌累及

　　____ 无浸润性癌累及

　　____ 无上皮内瘤变累及

　　____ 低级别鳞状上皮内瘤变累及

　　____ 高级别鳞状上皮内瘤变累及

　　____ 低级别腺上皮内瘤变累及

　　____ 高级别腺上皮内瘤变累及

　　____ 肠上皮化生(巴雷特食管)而无上皮内瘤变累及

6. 垂直切缘

　　____ 无法评估

　　____ 无浸润性癌累及

　　____ 有浸润性癌累及

7. 肿瘤侵犯深度

　　____ $M_1$：高级别上皮内瘤变/原位癌

　　____ $M_2$：肿瘤侵犯黏膜固有层

　　____ $M_3$：肿瘤侵犯黏膜肌层

　　____ $SM_1$：肿瘤侵犯黏膜下层≤200 $\mu$m

　　____ $SM_2$：肿瘤侵犯黏膜下层>200 $\mu$m

8. 浸润模式

　　____ 推挤式 INF a 型(肿瘤与间质关系清晰)

　　____ 中间型 INF b 型(包含 a 和 c 型特点)

（续表）

> _____浸润式 INF c 型（肿瘤与间质混合、境界不清）
>
> 9. 瘤栓形成
>    _____有
>    _____无
> 10. 淋巴管侵犯
>    _____未找到
>    _____存在
>    _____无法确定
> 11. 血管侵犯
>    _____未找到
>    _____存在
>    _____无法确定

## 2.4 病理分期

本节中肿瘤病理分期（pathological staging）采用美国癌症联合委员会（AJCC）制订的第 8 版 TNM 分期指南（见表 2-3 和图 2-5）。

表 2-3 AJCC 制订的第 8 版 TNM 分期

> **选择所有适用项，在所选内容前打✓。**
>
> 1. TNM 描述符（仅在适用时才需要）
>    _____m（多种原发肿瘤）
>    _____r（复发）
>    _____y（新辅助治疗后）
> 2. 原发性肿瘤（pT）
>    _____pTX：肿瘤无法评估
>    _____$pT_0$：无原发肿瘤的证据
>    _____pTis：高度不典型增生，定义为恶性细胞被基底膜限制在上皮层
>    _____$pT_1$：肿瘤侵犯固有层，黏膜肌层或黏膜下层
>    _____$pT_{1a}$：肿瘤侵犯固有层或黏膜肌层
>    _____$pT_{1b}$：肿瘤侵犯黏膜下层
>    _____$pT_2$：肿瘤侵犯固有肌层

（续表）

_____pT₃：肿瘤侵犯外膜

_____pT₄：肿瘤侵犯邻近结构

_____pT₄ₐ：肿瘤侵犯胸膜、心包、奇静脉、膈肌或腹膜

_____pT₄ᵦ：肿瘤侵犯其他邻近结构，例如主动脉、椎体或气道

3. 区域淋巴结（pN）

_____pNX：无法评估区域淋巴结

_____pN₀：无区域淋巴结转移

_____pN₁：1～2 个区域淋巴结转移

_____pN₂：3～6 个区域淋巴结转移

_____pN₃：7 个以上区域淋巴结转移

4. 远处转移（pM）（仅在经病理证实情况下需要）

_____pM₁：远处转移

特定位置：_____

5. 病理 TNM 分期

_____pTNM

_____y pTNM

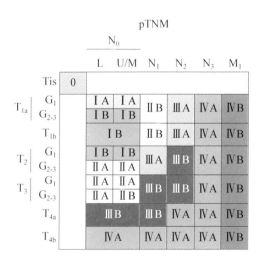

ypTNM

| | $N_0$ | $N_1$ | $N_2$ | $N_3$ | $M_1$ |
|---|---|---|---|---|---|
| $T_0$ | I | ⅢA | ⅢB | ⅣA | ⅣB |
| Tis | I | ⅢA | ⅢB | ⅣA | ⅣB |
| $T_1$ | I | ⅢA | ⅢB | ⅣA | ⅣB |
| $T_2$ | I | ⅢA | ⅢB | ⅣA | ⅣB |
| $T_3$ | Ⅱ | ⅢB | ⅢB | ⅣA | ⅣB |
| $T_{4a}$ | ⅢB | ⅣA | ⅣA | ⅣA | ⅣB |
| $T_{4b}$ | ⅣA | ⅣA | ⅣA | ⅣA | ⅣB |

图 2 - 5　食管鳞状细胞癌病理学分期(p/ypTNM - AJCC 第 8 版)

（苏瑜琛，滕昊骅）

## 参考文献

1. Japan Esophageal Society. part Ⅰ. Esophagus Japanese Classification of Esophageal Cancer11th Edition：part Ⅰ [J]. Esophagus，2017，14(1)：1 - 36.

2. 中华医学会消化内镜学分会病理学协作组. 中国消化内镜活组织检查与病理学检查规范专家共识(草案)[J]. 中华消化内镜杂志,2014,31(9):481 - 485.

3. Chirieac L R, Swisher SG, AjaniJ A, et al. Posttherapy pathologic stage predicts survival in patients with esophageal carcinoma receivingpreoperative chemoradiation [J]. Cancer, 2005,103(7):1347 - 1355.

4. Rice T W, Chen L Q, Hofstetter W L, et al. Worldwide Esophageal Cancer Collaboration：pathologic staging data [J]. Dis Esophagus, 2016,29(7):724 - 733.

5. Rice T W, Lerut T E, Orringer M B, et al. Worldwide Esophageal Cancer Collaboration：neoadjuvant pathologic staging data [J]. Dis Esophagus，2016,29(7): 715 - 723.

# 第3章

# 早期食管癌内镜治疗规范

## 3.1　引言

食管癌是起源于食管黏膜上皮的恶性肿瘤,为临床常见的恶性肿瘤之一。目前,我国90%以上的食管癌患者因进食梗阻感就诊时已是局部晚期。近年来,随着经济水平的提高和人们健康体检意识的增强,通过内镜检查发现早期食管癌的患者越来越多,这部分患者接受治疗后可以获得满意的长期生存。早发现、早诊断和早治疗是降低食管癌患者病死率、提高其生存率的有效手段。当病变局限于黏膜或黏膜下浅层时,在临床评估没有淋巴结转移和治疗相关风险的情况下,有条件允许经内镜行完整切除,可获得与外科食管切除术相当的治疗效果。内镜手术具有患者痛苦小、术后恢复快和花费低等明显的优势。

## 3.2　定义和术语

### 3.2.1　食管癌前疾病和癌前病变

食管癌前疾病是指与食管癌相关并有一定癌变率的良性疾病,包括慢性食管炎、巴雷特食管、食管白斑症、食管憩室、贲门失弛缓症、反流性食管炎和各种原因导致的食管良性狭窄等。癌前病变是指已证实与食管癌发生密切相关的疾病。

### 3.2.2　上皮内瘤变和异型增生

世界卫生组织肿瘤组织学分类将上皮内瘤变的概念引入胃肠道癌前病

变和早期癌的诊断。低级别上皮内瘤变相当于轻、中度异型增生,高级别上皮内瘤变则相当于重度异型增生和原位癌。异型增生与既往使用的术语不典型增生为同义词,处理原则相同。

### 3.2.3 巴雷特食管

巴雷特食管是指食管下段的复层鳞状上皮被化生的单层柱状上皮所替代的一种病理现象,可伴有肠上皮化生。

### 3.2.4 表浅型食管癌

表浅型食管癌是指局限于黏膜层和黏膜下层,有或无淋巴结转移的食管癌($T_{1a}$ 和 $T_{1b}$ 期食管癌)。

### 3.2.5 早期食管癌

早期食管癌是指病灶局限于黏膜层内,且无淋巴结转移。

### 3.2.6 食管癌组织病理学类型

食管癌常见的组织病理学类型为鳞状细胞癌和腺癌。鳞状细胞癌亚型包括基底细胞样鳞状细胞癌、疣状癌、梭形细胞鳞状细胞癌(肉瘤样癌)等;其他少见类型包括神经内分泌癌(大细胞癌、小细胞癌)、腺鳞状细胞癌、涎腺型癌(腺样囊性癌、黏液表皮样癌等来源于食管腺体)。鳞状细胞癌和腺癌根据肿瘤细胞分化程度分为高分化、中分化、低分化。

### 3.2.7 整块切除

病灶在内镜下被整块切除,并获得单块标本。

### 3.2.8 水平/垂直切缘阳性

内镜下切除的标本固定后每隔 $2\sim3$ mm 垂直切片,标本侧切缘有肿瘤细胞浸润为水平切缘阳性,基底切缘见肿瘤细胞浸润为垂直切缘阳性。

### 3.2.9 完全切除

完全切除(R0)是指切除标本的水平和垂直切缘均为阴性。

### 3.2.10 治愈性切除

治愈性切除是指切除标本的水平和垂直切缘经检查均为阴性,且无淋巴结转移的风险。

### 3.2.11 残留

残留是指术后 6 个月内,原切除部位以及周围 1 cm 内部位发现肿瘤病灶。

### 3.2.12 局部复发

局部复发是指术后 6 个月以上,原切除部位以及周围 1 cm 内部位发现肿瘤病灶。

### 3.2.13 同时性多原发食管癌

同时性多原发食管癌是指内镜治疗后 6 个月以内,在原切除部位 1 cm 以外部位发现新的食管癌病灶,可能源自治疗时遗漏的微小病灶。

### 3.2.14 异时性多原发食管癌

异时性多原发食管癌是指内镜治疗后超过 6 个月,在原切除部位 1 cm 以外部位发现新的食管癌病灶。

## 3.3 筛查与内镜精查

为提高表浅型食管癌早期诊治率,对高发地区和高危人群进行内镜筛查可明显提高食管癌的早期检出率。

### 3.3.1 筛查对象

(1) 年龄＞40 岁。

(2) 来自食管癌高发区。

(3) 有上消化道症状。

（4）有食管癌家族史。

（5）患有食管癌前疾病或癌前病变。

（6）具有其他食管癌高危因素（吸烟、重度饮酒、头颈部或呼吸道鳞状细胞癌等）。

### 3.3.2　筛查方法

上消化道高清白光窄带或染色内镜和活检病理检查是目前诊断表浅型食管癌的"金标准"。

### 3.3.3　内镜精查术前准备

（1）禁食时间＞6 h。

（2）术前充分告知，以取得患者配合。

（3）术前口服祛黏液剂（链霉蛋白酶）和祛泡剂（西甲硅油）。

（4）咽喉部表面麻醉，有条件的可行静脉麻醉下检查更加有利。

（5）在内镜检查过程中，对下咽部、颈段食管、食管胸段及食管下段、贲门和胃、十二指肠予以充分的观察。

（6）结合窄带内镜技术和碘液染色、放大内镜等以确定病灶的大小、范围、内镜分型和黏膜微血管网形态特征［乳头内毛细血管袢（intraepillary capillary，IPCL）分型］等。

## 3.4　表浅型食管癌及癌前病变的内镜下分型和病变层次分类

### 3.4.1　内镜形态分型

表浅型食管癌及癌前病变依照 2005 年巴黎分型标准更新版（见图 3-1）分型可分为隆起型病变（0～Ⅰ型）、平坦型病变（0～Ⅱ型）和凹陷型病变（0～Ⅲ型）；0～Ⅰ型又分为有蒂型（0～$I_p$型）和无蒂型（0～$I_s$型）。0～Ⅱ型根据病灶轻微隆起、平坦和轻微凹陷分为 0～$II_a$、0～$II_b$ 和 0～$II_c$ 3 个亚型。

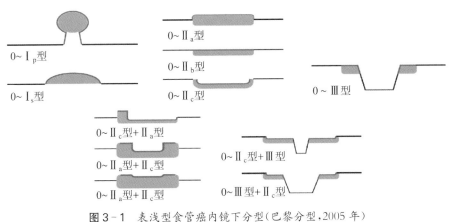

**图3-1** 表浅型食管癌内镜下分型(巴黎分型,2005年)

### 3.4.2 浅表病变浸润深度分类

浅表型食管癌分类如图3-2所示。

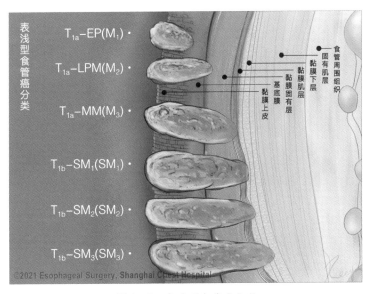

**图3-2** 表浅型食管癌分类

浅表型食管癌病变仅局限于上皮(epithelium,EP)内且未突破基底膜者为 $M_1$(原位癌/重度异型增生)。

早期食管癌分为黏膜内癌和黏膜下癌。

（1）黏膜内癌分为 $M_2$ 和 $M_3$。$M_2$ 是指病变突破基底膜，浸润黏膜固有层(laminae propria mucosa，LPM)；$M_3$ 是指病变浸润黏膜肌层(muscularis mucosa，MM)。

（2）黏膜下癌(submucosal，SM)分为 $SM_1$、$SM_2$ 和 $SM_3$。$SM_1$ 指病变浸润黏膜下层上 1/3，$SM_2$ 指病变浸润黏膜下层中 1/3，$SM_3$ 是指病变浸润黏膜下层下 1/3。

一般以 200 μm 作为区分黏膜下浅层和深层浸润的临界值。

### 3.4.3 活组织病理检查

内镜下发现可疑病变应行活检，建议结合窄带成像(narrow banding imaging，NBI)技术或碘染后精确活检，原则上应大块深挖活检，这样有利于提高病理诊断的阳性率。考虑早期食管癌可能需要做内镜下切除的患者，很多学者不建议反复多点深挖活检，容易造成黏膜下瘢痕粘连，不利于内镜下切除病灶。针对反复活检不能确诊的病例，可行内镜下诊断性切除以明确诊断。

## 3.5 内镜切除术前评估

内镜切除术前应准确判断肿瘤浸润的深度、范围及有无淋巴结转移，这些是合理选择治疗方法和预后的先决条件。目前，对肿瘤浸润深度评估主要依靠 EUS、IPCL 分型和内镜下病变形态等信息。

### 3.5.1 EUS

EUS 可清楚地显示食管壁的层次结构改变、浸润深度和病变与邻近脏器的关系。在 EUS 下，食管壁呈现 5 个分层：第 1 层显示高回声带(黏膜上皮)，第 2 层显示低回声带(相当于黏膜固有层，并达深部黏膜肌层)，第 3 层显示高回声带(相当于黏膜下层，并达黏膜下层及与固有肌层之间的传声界面)，第 4 层显示低回声带(固有肌层)，第 5 层显示高回声带(外膜)。$T_{1a}$ 期显示为第 1、2 层增厚，第 3 层未受累；$T_{1b}$ 期显示为黏膜下层有增厚、中断；$T_2$ 期显示为病变侵及第 4 层，第 5 层无中断(见图 3 - 3)；$T_3$ 期表现为第 4 层断裂，第 5 层向外突出、断裂；$T_4$ 期表现为病变侵及周围脏器组织，分界不清。EUS 的 T 分期优于 CT,但对表浅型食管癌 $T_{1a}$ 和 $T_{1b}$ 鉴别的准确性影响较大,准确率不足 50%。

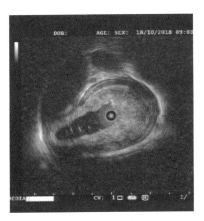

图 3-3 $T_2$ 期食管癌 EUS 显像:中低回声病变侵及深肌层,外膜未断裂

EUS 下局域性淋巴结评判标准:短径>5 mm,类圆形,边界清晰,内部呈低回声的淋巴结考虑为转移淋巴结可能(见图 3-4)。EUS 对局部淋巴结转移的敏感度为 80%,特异度约为 70%,对可疑淋巴结可选择行 EUS-FNAB 以提高对可疑淋巴结转移的诊断效能。由于 EUS 分为小探头、环形超声和扇形超声内镜,一般对早期食管癌 T 分期建议使用小探头内镜超声,对评估有无淋巴结转移或进展期食管 T 分期建议使用环形超声,内镜下穿刺可选择扇形超声。

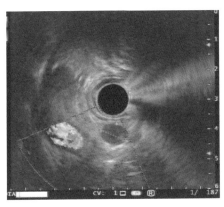

图 3-4 转移淋巴结 EUS 显像:类圆形、边界清晰的低回声淋巴结

### 3.5.2　电子染色内镜联合放大内镜

最常用的 IPCL 分型为日本食管学会(Japanese Esophageal Society，JES)推荐的 AB 分型：A 型为 IPCL 无明显变化或轻微变化，提示食管炎症(见图 3-5A)；$B_1$ 亚型为扩张、迂曲、粗细不均、形态不一的袢状血管，提示 $M_1$、$M_2$ 期早期食管癌(见图 3-5B)；$B_2$ 亚型为袢形成较少的异常血管，提示 $M_3$ 期、$SM_1$ 期食管癌(见图 3-5C)；$B_3$ 亚型为高度扩张，粗大、不规则的血管，提示 $SM_2$ 期食管癌(见图 3-5D)。

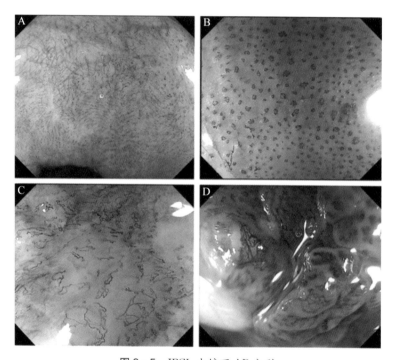

**图 3-5　IPCL 内镜下 AB 分型**

注　A：A 型，无变化或轻微变化，提示为炎症；B：$B_1$ 型，扩张、迂曲的袢状血管，提示为 $M_1$～$M_2$ 期食管癌；C：$B_2$ 型，不成袢的扩张血管，提示为 $M_3$～$SM_1$ 期食管癌；D：$B_3$ 型，高度、扩张、粗大的不成袢血管，提示 $SM_2$ 以下的食管癌

### 3.5.3　胸部增强 CT

胸部增强 CT 是表浅型食管癌术前评估的必须检查的重点项目，尤其对评判淋巴结是否转移的特异度较高，必要时可辅助 EUS 评估。

## 3.6 适应证和禁忌证

### 3.6.1 适应证

（1）目前公认的早期食管癌和癌前病变内镜下切除的绝对适应证为病变局限在上皮层或黏膜固有层（$M_1/M_2$）食管黏膜重度异型增生。

（2）内镜下切除的相对适应证：病变浸润黏膜肌层或黏膜下浅层（$M_3/SM_1$），未发现癌细胞有淋巴结转移的临床证据；病变范围大于 3/4 环周、切除后狭窄风险大的病变可视为内镜下切除的相对适应证，但应向患者充分告知术后可能发生食管狭窄等风险。

### 3.6.2 禁忌证

（1）明确发生癌细胞经淋巴结转移的病变；若术前判断病变浸润至黏膜下深层，有相当比例患者内镜下切除无法根治，原则上应行外科手术治疗；一般情况差、无法耐受外科手术者，可考虑内镜下切除病灶。

（2）相对禁忌证：非抬举征阳性；伴发凝血功能障碍以及服用抗凝剂的患者，在凝血功能纠正前不宜手术；术前判断病变浸润至黏膜下深层。

## 3.7 内镜下切除治疗

### 3.7.1 治疗原则

原则上，无癌细胞经淋巴结转移或淋巴结转移风险极低、残留和复发风险低的病变均适合行内镜下切除，同时对常规活检不能明确，但临床高度怀疑恶性可能的表浅食管黏膜病变，可行诊断性内镜下切除。

### 3.7.2 早期食管癌内镜下切除的方法

#### 3.7.2.1 内镜下黏膜切除术

（1）内镜下黏膜切除术（EMR）的适应证：食管癌早期病灶 $<2\,cm$，浸润

深度在黏膜肌层以上即黏膜内癌、原位癌和重度不典型增生且范围<1/2周的病灶。目前,EMR主要方法有注射后切除、注射抬举后切除、透明帽辅助内镜黏膜切除、套扎辅助内镜黏膜切除、黏膜多次分片切除等。目前,临床上以透明帽辅助内镜黏膜切除和套扎辅助内镜黏膜切除最为常见。

(2) 透明帽辅助内镜黏膜切除术(endoscopic mucosal resection with transparent Cap,EMR-Cap)操作过程如下。①标记病变范围:内镜下用1.2%碘液对食管黏膜染色,以确定病变范围,在病变边缘3 mm处进行高频电凝标记。②内镜下用注射针在病变处黏膜下注射1∶10 000亚甲蓝肾上腺素盐水,观察病变黏膜隆起情况,情况良好者方可进行治疗。③将EMR专用的圈套丝和透明塑料帽接在镜头的前端,于病灶黏膜下层注入生理盐水1~2 mL,使病灶隆起,然后将透明塑料帽置于病灶处,负压吸引将病变组织吸入透明塑料帽内,收紧预置于透明塑料帽内的电圈套器,再以高频电圈套切除病变组织。若病变范围大,重复以上步骤,安装一次装置仅能切除一次病变组织。

EMR-Cap治疗效果确切、操作简单、安全有效。在术中必须进行黏膜下注射,切除病变组织的深度较浅。病变黏膜下注射亚甲蓝生理盐水后抬举征阴性的患者,不建议行EMR。EMR-Cap的主要并发症为出血和穿孔。对于直径>2 cm的病变只能分片切除,很难获得完整的组织,影响组织学病理检查,以致影响术后的病理评估。对于病变范围不清或多发的复杂病变,EMR可能导致病变残留,从而使复发率增加。

### 3.7.2.2 内镜下黏膜剥离术

内镜下黏膜剥离术(ESD)的适应证:病变浸润深度局限为$M_1$~$SM_1$,无血管及淋巴管浸润的高、中分化鳞状细胞癌;巴雷特食管伴有不典型增生及癌变。在满足以上条件的同时,对病变组织的大小、侵犯周围组织情况及病变数目无明确限制。另外,对于不能耐受或拒绝手术的高龄患者,浸润深度超过$SM_1$或低分化腺癌也可以选择ESD行姑息性治疗。ESD操作步骤如图3-6所示。

(1) 标记:结合黏膜染色技术、NBI和放大内镜观察,确定病变的范围、性质和浸润深度。对于符合行ESD的病变,于病灶边缘0.5~1.0 cm处做一周的电凝标记,各标记点之间隔2~3 mm。

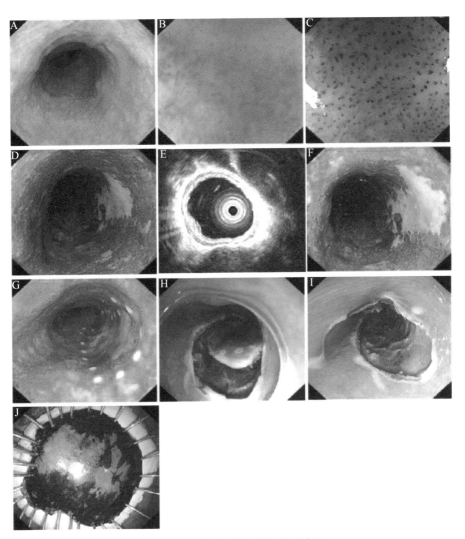

**图3-6 早期食管癌 ESD 操作步骤**

注 A:白光内镜示病变处食管黏膜粗糙,树枝状血管网消失;B:白光放大内镜观察病变处 IPCL 分型;C:NBI 观察病变处 IPCL 分型,为 B₁ 型(AB 分型);D:碘染色阳性;E:EUS 显示病变主要位于黏膜层;F:观察病变边界;G:标记后;H:黏膜下注射后切开黏膜;I:完整剥离病变并检查创面;J:切除后标本。

　　(2) 黏膜下注射:于病灶边缘灶标记点外侧进行多点黏膜下注射,每点2~3 mL,将病灶明显抬起,与肌层分离,有利于 ESD 完整地切除病灶,而不容易损伤固有肌层,减少穿孔和出血等并发症的发生。

　　(3) 切开和黏膜下剥离:这是 ESD 中最重要的环节,将特殊电凝刀插入黏膜下1～2mm,沿标记点外侧缘按照标记的界限切至黏膜下。一般选择环形切开,也可以边切边从食管壁内深层剥离病灶。病灶剥离前行黏膜下注射,判断病灶的抬举情况,必要时可反复行黏膜下注射。如果在剥离过程中肿瘤暴露比较困难,可利用内镜头端的透明帽将结缔组织推开,以便有更大的视野显露肿瘤。

(4)创面处理:在内镜下完整切除肿瘤后,对ESD治疗溃疡创面上所有可见的血管予以氩等离子体凝固术(argon plasma coagulation,APC)或者热活检钳凝固治疗,必要时予金属钛夹夹闭缝合创面,以预防迟发性出血。

### 3.7.2.3 多环黏膜切除术

多环黏膜切除术(multi-band mucosectomy,MBM)在国外主要用于巴雷特食管的治疗,现在作为一种内镜黏膜切除新技术主要用于对巴雷特食管、食管异型增生及食管黏膜内癌的治疗。其主要技术原理是采用改良曲张静脉套扎器,可大范围、分片地切除病变组织。

(1)适应证:目前对MBM的适应证还没有统一的认识。因其分块切除的性质,不受病灶大小的限制,适应证与分片的EMR相似。

(2)操作过程:不需要行黏膜下注射,内镜下安装多环黏膜套扎器,以负压吸引将病变组织吸入套扎切除器内,至视野满红后释放橡胶圈,套取病变部位的黏膜,经活检孔道插入电圈套器套至橡胶圈底,高频电切除病变组织。若为大范围组织病变可重复以上步骤完成多次黏膜切除。与EMR和ESD相比,MBM不需要行黏膜下注射,圈套操作相对简单并可重复多次套扎,且损伤小、操作简单,但是由于缺乏黏膜下注射,操作应谨慎避免发生穿孔。

### 3.7.2.4 隧道法内镜下黏膜剥离术

隧道法内镜下黏膜剥离术(endoscopic submucosal tunnel dissection,ESTD)是指通过食管黏膜下层建立隧道来治疗贲门失弛缓症和切除食管固有肌层肿瘤的治疗方法。

(1)适应证:ESTD适用于病灶体积较大的早期食管癌及癌前病变患者。

(2)操作过程:在食管早期癌及癌前病变下方建立黏膜下隧道,按照标记-注射-远端开口-近端切开-建立隧道-两边切开的步骤,剥离大面积食管黏膜病变组织。相比 ESD,ESTD 不需要对病变组织行环周切开,只需要在病变组织口侧及肛侧切开黏膜,建立隧道即可。ESTD 的优点:①隧道内操作空间大,可边注射边剥离,利于透明帽进行钝性剥离,减少操作时间;②在操作过程中,操作者可直视黏膜下层粗大裸露血管,并予以热活检钳电凝止血以预防出血,可极大程度保持术中视野的清晰,从而减少盲目损坏其他组织引起出血现象,减少出血及穿孔的风险。ESTD 的技术难点在于隧道的方向无法很好地掌握,需要退镜观察隧道方向是否与病变方向一致。

### 3.7.2.5 其他内镜微创治疗方法

其他治疗早期食管癌的方法还包括射频消融(radiofrequency ablation,RFA)、APC、光动力治疗(photodynamic therapy,PDT)、冷冻治疗和微波治疗等。RFA 是通过消融导管发射的电磁波的热能作用病灶黏膜,使黏膜组织变性、坏死,以达到治疗早期食管癌及癌前病变的目的。APC 是一种非接触性热凝固方法,以氩气为介质将高频能量传递到靶组织进行毁损。PDT 的技术原理为患者口服或静脉注射光敏剂,光敏剂在恶性肿瘤细胞内接受内镜释放的激光后被激活,肿瘤细胞形成自由氧,使细胞坏死。冷冻治疗是通过内镜在病变部位喷洒冷冻介质,引起组织快速冷冻,在黏膜细胞内外形成冰冻状态扰乱细胞膜及细胞器,从而诱导细胞凋亡和缺血性坏死。微波治疗是通过高温(42~44 ℃)使癌组织发生凝固、坏死。

这些治疗方法都会对早期食管癌造成一定程度的毁损,但是因为不能取得完整的病理标本,无法评估肿瘤浸润的深度及转移风险。而且,这些方法的治疗深度无法到达黏膜下层,对浸润程度较深的早期食管癌无法达到治愈的目的。因此,在临床上以上治疗方法一般仅作为辅助治疗,与黏膜切除术结合应用。

## 3.8 围手术期处理

### 3.8.1 术前准备

评估患者的全身状况,排除麻醉和内镜下治疗的禁忌证。术前必须查凝血功能,如有异常,应纠正后再行治疗。对服用抗凝药者,需根据原发病酌情停药5～7 d后再行内镜下治疗,必要时请求相关学科协助处理。对必须要进行抗凝治疗的患者,可改用低分子肝素替代口服抗凝药,充分告知家属手术的操作过程、预期结果及可能发生的并发症,并签署知情同意书。所有行食管 ESD 的患者,建议采用全麻气管插管,避免发生气道误吸。同时,对操作不熟练的医师来说,患者充分麻醉后医师可以从容安心手术,减少因医师急迫结束手术的心理而影响手术质量。

### 3.8.2 术后处理

患者术后一般禁食1天,监测血压、脉搏、呼吸等生命体征,观察头颈部有无皮下气肿,行血常规和胸部 X 线片检查,必要时可行胸部 CT 平扫。根据患者血常规及胸部体征检查无异常后,起始口服生理盐水,如无明显异常术后第 2 天可以进冷流质食物,然后过渡到软食。对术中发生肌层全层破损、颈部气肿等并发症的患者,建议胃肠减压,适当延长禁食时间。对术中预防性放入支架患者,可鼻饲管喂养,2 周内避免经口饮食,这样有利于预防支架滑脱和支架附着食糜增加感染的机会。

### 3.8.3 术后用药

对一般食管黏膜切除术后患者,如术中顺利、无穿孔,术后无须预防性使用抗生素。对出血风险低的患者也不建议全身使用止血药,否则反而会增加血栓发生的风险。对手术时间长、术中发生肌层小穿孔者可酌情使用抗生素预防感染。行食管 EMR 后建议使用质子泵抑制剂(proton pump inhibitor, PPI)抑酸治疗,治疗时间一般为 4～6 周,同时可口服胃黏膜保护剂,如铝碳酸镁混悬剂。食管切除范围超过 3/4 周的患者可口服激素以预防狭窄,分为长期(高剂量)和短期(低剂量)两种方法。长期(高剂量)口服泼尼松龙:术后第 3 天开始,剂量依次递减:30 mg/d×2 周,25 mg/d×2 周,20 mg/d×2 周,15 mg/d×2 周,10 mg/d×2 周,5 mg/d×2 周,治疗时长共计 12 周,用药剂量为 1 470 mg。短期(低剂量)口服泼尼松龙,术后第 2 天开始,剂量依次递减:30 mg/d×1 周,20 mg/d×1 周,10 mg/d×1 周,治疗时长共计 3 周,用药剂量为 420 mg。

### 3.8.4　术后标本处理

术后将整块切除的标本展平,黏膜面朝上用不锈钢细针固定于平板上,区分远端和近端。观察、测量并记录新鲜标本的大小、形状以及肉眼所见的黏膜病变(大小、形状、颜色、硬度等),拍照后将标本浸没于4%中性甲醛溶液中固定并送检。分切标本前推荐碘染色以明确碘不染区,一般标本以垂直于病变长轴方向分切。若留取的水平切缘不足,应先确定距碘不染区最近的切缘,以此处切缘的切线为基准垂直分切。分切标本应尽量按病灶原貌拼接。病理学取材、制片染色和规范化的病理学报告参见本书相应章节。

### 3.8.5　术后追加治疗(外科手术/放化疗)指征

(1)黏膜下浸润深度>200 $\mu m$。

(2)淋巴管、血管浸润阳性。

(3)低分化或未分化癌。

(4)垂直切缘阳性。

需要结合患者一般情况和意愿来综合考虑。

### 3.8.6　内镜切除术后并发症及处理

内镜下手术并发症的发生主要与病变范围大小、术者手术熟练程度和经验、使用器械等因素相关,手术并发症主要有出血、穿孔以及术后狭窄、疼痛和感染等。

#### 3.8.6.1　出血

一般多为术中出血,部分病变黏膜下血管丰富,出血较多,但只要术者耐心操作、配合冲洗、充分暴露出血点,一般都可达到满意的止血效果。切勿因出血视野不清,盲目电凝止血,这样不但不容易达到止血效果且容易造成更多的并发症。另外,行食管 ESD 后发生迟发性出血极少,约占 1%。对术后有迟发性出血者可口服稀冰去甲肾上腺素和酌情使用止血药,即可达到很好的止血效果。若仍有活动性出血,可采用内镜下电凝止血;罕见需要行外科手术的病例。

### 3.8.6.2　穿孔

一般行食管 ESD 穿孔发生率为 2%～10%。ESD 穿孔发生率与操作者的经验、病变是否有黏膜下粘连，以及因食管缺乏外膜保护导致食管高压气体进入纵隔腔乃至颈部和胸腔等相关。笔者认为非常熟练的手术医师术中也难以避免发生食管穿孔的可能，建议所有的食管 ESD 操作中使用二氧化碳气体，这样即使有小的穿孔，气体进入纵隔及其他部位也非常容易吸收，相对来说可减少穿孔后的并发症。

食管穿孔后治疗原则及处理方法：术中发现穿孔后，如果是小的穿孔可术中使用金属夹夹闭。同时，术中不要在食管腔内过度注气，可尽早结束手术操作。对经验不丰富的术者，建议请 ESD 操作经验丰富的术者予以处理。术中多与麻醉医师沟通，密切观察气道压力和血氧饱和度，术后给予禁食、胃肠减压，适当使用广谱抗生素预防感染。如气道压力高、血氧饱和度低于90%者，要密切排除有无气胸存在，可做胸部 CT 检查。如有气胸，应及时行胸部穿刺闭式引流。对较大穿孔、食管壁张力较大、不能很好夹闭的创面，不应勉强用金属夹处理，而采用可回收全覆膜金属支架置入，同时放置胃管和鼻空肠营养管，待 3～4 周后取出支架，通常都可以达到很好的治疗效果。对术后发生迟发性穿孔且发生纵隔感染或瘘者，详见本书第 13 章"术后并发症及处理策略"。

### 3.8.6.3　食管狭窄

食管狭窄是指需要在内镜下扩张的食管腔狭窄。术中切除食管环周黏膜范围是食管 ESD 术后发生狭窄的独立危险因素。一般切除大于 3/4 周的病变食管环周黏膜发生食管狭窄率可达 80% 以上，食管环周黏膜切除发生狭窄率几乎达 100%，食管狭窄发生时间大多在术后 4 周。

食管狭窄的治疗原则和处理方法：一般行食管 ESD 者建议在术后 4 周左右复查胃镜。对有食管狭窄的患者早期及时给予内镜下球囊扩张术，并且在首次扩张后建议每 2 周扩张 1 次，直至检查时胃镜可通过且患者吞咽困难不明显为止。笔者的经验是术后早期扩张效果较好，患者总体扩张次数减少。有报道显示，对食管切除范围超过 3/4 周的患者可口服激素预防食管狭窄，此方法对部分患者有一定的成效；如无激素使用禁忌证，可根据患者的具体情况推荐使用。对顽固性食管狭窄者可临时放置可回收全覆膜金属支架治疗,部分患者收效显著。

## 3.9 内镜切除术后随访

### 3.9.1 随访时间

首次随访在术后 1 周,主要是询问病史。如无特殊情况,患者可于术后 4 周行首次胃镜检查。无特殊情况可分别于术后 3、6、12 个月复查胃镜,以后每半年复查 1 次胃镜,主要观察有无残留、复发以及食管外(如下咽部)是否有异时癌发生等。另外,分别于术后 3、9 个月复查胸部增强 CT,以后每半年复查胸部增强 CT 1 次,以了解有无可疑的转移肿大淋巴结。

### 3.9.2 再次治疗

针对残留和复发病例,应结合病理及胃镜检查的食管病变具体情况选择治疗方案。对无法再次内镜下切除的病灶应及时行放疗或外科手术。对可继续行内镜下切除者,考虑再次内镜下切除术。对因为局部瘢痕行内镜下切除困难且放疗或外科手术又不能接受的患者,可考虑行 RFA 或 PDT。

(章　宏)

📖 参考文献

1. 内镜黏膜下剥离术专家协作组. 消化道黏膜病变内镜黏膜下剥离术治疗专家共识 [J]. 中华胃肠外科杂志,2012,15(10):1083 - 1086.

2. 周平红,姚礼庆,马丽黎,等. 内镜黏膜下剥离术治疗食管早期癌及癌前病变[J]. 中华消化内镜杂志,2008,25(11):570 - 573.

3. Tanaka T, Matono S, Nagano T, et al. Photodynamic therapy for large superficial squamous cell carcinoma of the esophagus [J]. Gastrointest Endosc,2011,73(1): 1 - 6.

4. 王国清,郝长青,魏文强,等. 氩离子热凝固术治疗癌前病变和早期食管癌的远期效果[J]. 中华肿瘤杂志,2013,35:456 - 458.

5. 国家卫生健康委员会. 食管癌诊疗规范(2018 版)[J]. 中华消化病与影像杂志(电子版),2019,9(4):158 - 192.

## 第 4 章

# 新辅助治疗策略

## 4.1 引言

侵犯深度局限于黏膜层($T_{1a}$)和黏膜下层($T_{1b}$)的食管肿瘤定义为表浅型食管癌,而侵犯至固有肌层及以上者($T_{2\sim4}$)为进展期食管癌。20 世纪 90 年代,有关表浅型食管癌淋巴结转移规律及外科治疗结果的研究开始见诸报道。日本国立癌症中心 Kato 教授的研究结果提示,肿瘤侵犯局限于黏膜层时几乎没有术后病理淋巴结转移,而一旦肿瘤侵犯至黏膜下层,淋巴结转移比例则可上升至 35.3%,前组患者术后 5 年生存率显著高于后组(83.5% $vs.$ 54.9%)。基于食管癌淋巴结转移规律,临床上将 $cT_{1b\sim2}N_{1\sim3}M_0$ 和 $cT_{3\sim4}N_{0\sim3}M_0$ 定义为局部晚期食管癌。

目前,外科手术依然是治疗局部晚期食管癌的主要方法。单纯食管癌切除术后患者的 5 年总生存率已经从 20 世纪 50 年代的 12% 左右提高至 2000 年后的 39%,主要归因于术前临床评估准确性增加、围手术期管理提升、根治性切除术比例增加及系统性淋巴结清扫。然而,即使接受根治性手术的患者,仍然有近 50% 的患者在术后 2 年左右出现肿瘤复发和转移。为了进一步提高手术根治性切除率和减少术后肿瘤复发、转移,新辅助治疗应运而生。新辅助治疗的目的主要包括:①消除微小转移病灶,减少术中播散机会;②缩小肿瘤、降期,提高 R0 切除率;③判断肿瘤对化疗药物或放疗的敏感性等。目前,局部晚期食管癌新辅助治疗方法主要包括新辅助化疗(neoadjuvant chemotherapy, nCT)和新辅助同步放化疗(neoadjuvant concurrent chemoradiotherapy, nCRT)。现有研究表明,nCRT 或 nCT 联合手术能够显著提高局部晚期食管癌患者的 R0 切除率,改善其远期生存。

## 4.2 nCT

20 世纪 80 年代起,大量的 nCT 研究相继启动,主要应用以顺铂和 5 -氟尿嘧啶(5-fluorouracil, 5 - Fu)为基础的化疗方案。多数为术前化疗 2 个疗程,首次化疗开始到手术的时间间隔为 7 周左右,有效率为 19%～58%,病理学完全缓解(pathological complete response, pCR)率为 2.5%～17%。近 20 年的 nCT 前瞻性临床研究显示,大约有一半的患者得到了阳性结果,即对比单纯手术,nCT 可延长患者的生存期。nCT 组患者的 5 年生存率最高为 55%。全球范围内,nCT 为日本和英国治疗食管癌患者的标准方式。

2009 年英国医学研究理事会食管癌工作组 OEO2 临床试验经过 6 年长期随访报道,nCT 可以显著延长食管癌患者的生存期。美国肿瘤放射治疗协作组(Radiation Therapy Oncology Group,RTOG)8911 的研究显示,单纯手术与 nCT 在患者的生存获益方面没有差异,但研究者观察到对化疗有效的患者生存期明显优于化疗无效和单纯手术的患者。值得注意的是,该研究包含 123 个中心,入组时间长达 5 年 4 个月,其手术的一致性难以保证,更重要的是淋巴结清扫范围无详细报道。1998 年的首次报道只是简单地指出,试验开展中仅对淋巴结做常规采样处理。在 nCT 治疗模式中,手术是唯一局部控制肿瘤的手段。因此,应详细规定手术方式和淋巴结清扫范围。如果对肿瘤的局部控制不一致,在此基础上评价和比较 nCT 的作用,其结论的参考价值有限。2011 年,Sjoquist 等发表的有关食管癌综合治疗的荟萃分析显示,鳞状细胞癌亚组患者无显著的生存优势。但该亚组在分析中纳入了大量的发表于 20 世纪的小样本研究,其结果值得商榷。

## 4.3 nCRT

比较 nCRT 联合手术与单纯手术治疗食管癌最具代表性的是荷兰 CROSS 研究。该研究纳入了 366 例 $cT_1N1M0$ 或 $cT_{2\sim3}N_{0\sim1}M_0$ 期食管癌患者,结果提示 nCRT 联合手术可使得 R0 切除率显著提高,淋巴结阳性率显著降低,49% 的鳞状细胞癌患者和 23% 的腺癌患者达到 pCR。与单纯手术相比,nCRT 联合手术组患者的中位总生存期为 49 个月,显著高于仅接受单纯手术组患者的 24 个月;nCRT 联合手术组的 3 年总生存率更高,危险比(hazards ratio,HR)为 0.66,95% 置信区间(confidence interval,CI)为 0.50~0.87,$P = 0.003$。

由中山大学附属肿瘤医院牵头的"新辅助放化疗合并手术与单纯手术治疗局部晚期食管癌的前瞻性、随机、双盲、对照研究"是目前唯一专门针对食管鳞状细胞癌开展的多中心临床研究。研究结果显示,nCRT 组 pCR 为 43.2%。与单纯手术组比较,nCRT 组的 R0 切除率较高(98.4% *vs.* 91.2%,$P = 0.002$);中位生存期较长(100.1 个月 *vs.* 66.5 个月,$HR = 0.71$,95% $CI$ 0.53~0.96,$P = 0.025$),无病生存期(disease free survival,DFS)也较长(100.1 个月 *vs.* 41.7 个月,$HR = 0.58$,95% $CI$ 0.43~0.78,$P < 0.001$);白细胞比例减少(48.9%)和中性粒细胞比例减少(45.7%)是最常见的 3 级或 4 级放化疗期间不良反应事件。两组术后并发症发生率比较,除 nCRT 组心律失常发生率高于单纯手术组(13% *vs.* 4.0%,$P = 0.001$)外,其他并发症发生率均无统计学差异。

目前,《美国国立综合癌症网络(National Comprehensive Cancer Network,NCCN)食管癌诊疗指南》推荐(见图 4-1):①$cT_{1a}$ 期患者行内镜下黏膜剥离术(ESD);②$cT_{1b~2}N_0M_0$ 期患者直接行手术;③$cT_{1b~2}N_{1~3}M_0$ 期和 $cT_{3~4a}N_{0~3}M_0$ 期患者接受 nCRT 联合手术。

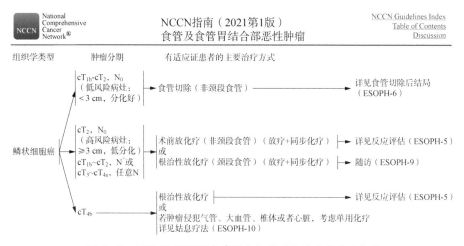

图 4-1　2020 版 NCCN 食管鳞状细胞癌初诊患者诊疗指南

## 4.4 东西方食管癌不同病理基础上的治疗差异

中国食管癌的病理类型几乎全部为鳞状细胞癌,有别于西方国家以腺癌为主。鳞状细胞癌好发于食管胸中段,而腺癌好发于胸下段。从解剖学和组织学角度分析,鳞状细胞癌更加容易发生向上、下纵隔甚至颈部和腹腔大范围淋巴结转移。自 2009 年第 7 版 UICC/AJCC 食管癌 TNM 分期开始,纳入了组织学分型(鳞状细胞癌和腺癌)作为区分标准之一。鉴于此,完全照搬欧美临床研究经验未必适合中国的临床工作。日本作为亚洲国家,其国内 90% 以上的食管癌患者病理类型为鳞状细胞癌,与中国食管癌流行病学相似。据此,日本有关食管癌新辅助治疗的研究对于我们开展实际工作更具借鉴意义。

日本食管癌新辅助治疗的尝试于 20 世纪 60 年代,Nakayama 教授率先将术前放疗应用于局部晚期食管癌,借此来提高肿瘤根治性切除率。在此基础上,日本临床肿瘤协作组(Japan Clinical Oncology Group,JCOG)8201 Ⅲ期临床研究针对新辅助放疗的价值进行了探索,发现新辅助放疗组患者 3 年总体生存率明显低于术后辅助放疗组(24% vs. 38%),提示新辅助放疗相对于术后辅助放疗在患者长期生存方面并无优势。随后的 JCOG9907 研究结果显示,采用顺铂联合 5-FU 双药方案,nCT 组患者的 5 年总体生存率明显优于术后化疗组(55% vs. 43%)。据此,顺铂联合 5-FU nCT 加颈、胸、腹三野淋巴结清扫被推荐为可切除 cⅡ～Ⅲ期食管癌的标准治疗模式。然而,JCOG9907 亚组分析结果提示,以顺铂+5-FU 为基础的 nCT 联合手术对 cⅢ期食管鳞状细胞癌的治疗效果不够充分理想,可能需要筛选效果更佳的化疗方案或者增加放疗来提高新辅助治疗的效果。随着新型化疗药物紫杉醇的应用和 nCRT 研究在欧美国家取得可喜结果,日本学者于 2013 年初启动了 JCOG1109 Ⅲ期临床研究,比较顺铂+5-氟尿嘧啶(cisplatin+5-fluorouracil,CF)方案、多西他赛+顺铂+氟尿嘧啶(docetaxel+cisplatin+5-fluorouracil,DCF)方案 nCT 与 CF 方案 nCRT 治疗食管癌的疗效差异。目前,该试验已完成入组,等待随访结果。

目前,日本临床实际应用的 nCT 方案包括顺铂联合 5-FU 的两药方案和顺铂、5 - FU 联合多西他赛的三药方案；nCRT 采用三维适形调强放疗技术，放疗总剂量为 41.4 Gy，同期化疗药物采用顺铂联合 5 - FU。具体药物剂量和使用方法介绍如下。

### 4.4.1　CF 两药 nCT 方案

顺铂 80 mg/($m^2$ · d)静脉滴注，第 1 天；5 - FU 800 mg/($m^2$ · d)静脉滴注，第 1～5 天。每 3 周重复 1 次，共 2 个疗程。（$m^2$ 代表体表面积，后续文字意义同此）

### 4.4.2　DCF 三药 nCT 方案

多西他赛 70 mg/($m^2$ · d)静脉滴注，第 1 天；顺铂 70 mg/($m^2$ · d)静脉滴注，第 1 天；5 - FU 750 mg/($m^2$ · d)静脉滴注，第 1～5 天。每 3 周重复 1 次，共 3 个疗程。

### 4.4.3　nCRT 方案

41.4 Gy/23 次 + 2 个疗程的 CF 方案化疗（顺铂 75 mg/($m^2$ · d)静脉滴注，第 1 天；5 - FU 1 000 mg/($m^2$ · d)静脉滴注，第 1～4 天。每 4 周重复 1 次）。

## 4.5　上海市胸科医院食管癌新辅助诊疗

上海市胸科医院自 21 世纪初开展食管癌单病种多学科诊疗开始，逐步优化局部晚期食管癌新辅助治疗模式。目前，本中心已牵头成立了上海交通大学食管疾病诊治中心。在此平台的基础上，食管外科、放疗科和中西医肿瘤内科等相关科室紧密合作，建立了食管癌多学科诊疗协作组，常规开展局部晚期食管癌新辅助治疗工作并且制订了可切除术食管癌的诊治流程（见图 4 - 2）。本中心新辅助治疗具体方案如下。

### 4.5.1　两药 nCT 方案

（1）顺铂 70 mg/($m^2$ · d)静脉滴注，第 1 天；5 - FU 600 mg/($m^2$ · d)静

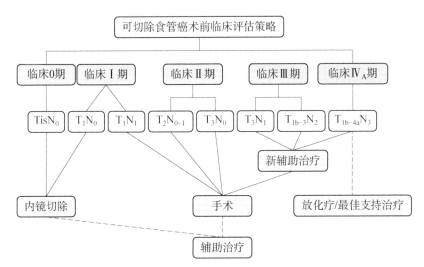

**图4-2** 上海市胸科医院可切除食管癌诊治流程

脉滴注,第1～5天。每3周重复1次,共2个疗程。

(2) 紫杉醇(150～175)mg/(m² · d)静脉滴注,第1天;顺铂(70～75)mg/(m² · d)静脉滴注,第1天。每3周重复1次,共2个疗程。

### 4.5.2 nCRT 方案

(1) 41.4 Gy/23 次+2 个疗程 CF 方案化疗:顺铂 70 mg/(m² · d)静脉滴注,第1天;5 - FU 800 mg/(m² · d)静脉滴注,第1～4天。每4周重复1次。

(2) 41.4 Gy/23 次+共2个疗程的 TP 方案化疗:紫杉醇 135 mg/(m² · d)静脉滴注,第1天;顺铂 70 mg/(m² · d)静脉滴注,第1天。每3周重复1次。

(3) 41.4 Gy/23 次+每周 TP 方案化疗:紫杉醇 50 mg/(m² · d),分别于第1、8、15、22、29 天静脉滴注;顺铂 20 mg/(m² · d),分别于第1、8、15、22、29 天静脉滴注。

(4) Pre - SINO 试验方案与 CROSS 研究方案一致,即41.4 Gy/23 次+每周 TC 方案化疗(紫杉醇 50 mg/(m² · d),分别于第1、8、15、22、29 天静脉滴注;卡铂(AUC=2)分别于第1、8、15、22、29 天静脉滴注。

目前,本中心以第 3 和第 4 两种方案实际应用最多,nCRT 治疗结束 4～6 周,患者经严格术前评估且无手术禁忌证后接受食管癌根治术。

### 4.5.3 结合免疫的新辅助治疗

近来,在晚期食管癌中,包括 Keynote 590 在内的一些临床研究聚焦于免疫药物联合化疗治疗晚期食管癌。初步结果显示,此疗法的不良反应可以接受,近期疗效较好。一般而言,局部晚期食管癌患者的免疫功能要优于晚期患者,所以将免疫治疗提前应用到局部晚期患者的新辅助治疗中或可更大程度发挥免疫治疗的疗效。随着免疫治疗在诸多实体瘤治疗中获得良好的疗效,局部晚期食管胃结合部腺癌(adenocarcinoma of the esophagogastric junction,AEG)新辅助免疫联合化疗前瞻性研究已经开展。近来,新辅助免疫治疗联合食管癌手术的研究陆续开展。JCOG1804E 研究(NCT03914443)于 2019 年 5 月启动,旨在通过免疫治疗联合化疗的爬坡试验来评估新辅助免疫治疗联合化疗的安全性和有效性。上海市胸科医院自 2019 年 9 月启动了针对 $cT_{1b\sim4a}N_3M_0$ 胸段食管鳞状细胞癌患者,应用新辅助免疫治疗联合化疗的前瞻性、单臂、单中心探索性 II 期临床研究(NICE 研究,ChiCTR1900026240),旨在评估新辅助免疫治疗联合化疗后再行手术的三联疗法能否在保证治疗安全性的同时为 $cT_{1b\sim4a}N_3M_0$ 胸段食管鳞状细胞癌患者带来更大的获益。

NICE 研究治疗方案:卡瑞利珠单抗 200 mg/d 静脉滴注,第 1 天;白蛋白紫杉醇联合卡铂、白蛋白紫杉醇 100 mg/($m^2$ · d)静脉滴注,第 1、8、15 天;卡铂(AUC = 5)静脉滴注,第 1 天。每 3 周重复 1 次,共 2 个疗程。

## 4.6 新辅助治疗应用的再思考

目前,新辅助治疗联合手术已经成为局部晚期食管癌的标准治疗方案。然而,nCT 和 nCRT 孰优孰劣尚未见分晓。基于鳞状细胞癌和腺癌的不同生物学特点,个体化的新辅助治疗策略仍有待深入研究。诸如化疗方案和剂量选择、放疗剂量和分割设定、放射靶区设计、放疗模式优化、新辅助治疗后实施手术的时间间隔和新辅助治疗术后部分复发转移高危患者是否需要辅助治疗等问题亟待进一步探讨。在新辅助治疗特别是 nCRT 已然取得显著疗效的基础上，临床和 pCR 的准确判断及临床完全缓解食管癌患者"观察和等待"策略实施可能，以期保留食管完整性等均是未来值得进一步探索的方向。

## 4.7 结语

当下，可切除食管癌的治疗已走入个体化多学科综合治疗时代。国家卫生健康委员会发布的《食管癌诊疗规范（2018 年版）》给出推荐，对于术前手术切除有困难或存在 2 个以上淋巴结转移的胸段食管癌患者（$cT_{3\sim4a}N_{0\sim2}M_0$）建议采用新辅助治疗。同时，新辅助治疗联合微创食管癌根治术在保证手术安全性和肿瘤学效果的基础上，大大降低了术后肺部并发症的发生率，加速了患者的康复。此外，新辅助免疫治疗及新辅助治疗后临床完全缓解食管癌患者"观察和等待"策略等前沿热点，未来必将受到更多的关注。

（郭旭峰）

### 参考文献

1. Japan Esophageal Society. Japanese classification of esophageal cancer，11th edition：part Ⅰ [J]. Esophagus，2017，14(1)：1 - 36.

2. Kato H，Tachimori Y，Watanabe H，et al. Superficial esophageal carcinoma. Surgical treatment and the results [J]. Cancer，1990，66(11)：2319 - 2323.

3. Van Hagen P，Hulshof M C，Van Lanschot JJ，et al. Preoperative chemoradiotherapy for esophageal or junctional cancer [J]. N Engl J Med，2012，366(22)：2074 - 2084.

4. Shapiro J，Van Lanschot J J B，Hulshof M C C M，et al. Neoadjuvant chemoradiotherapy plus surgery versussurgery alone for oesophageal or junctional cancer (CROSS)：long-term results of a randomised controlledtrial [J]. Lancet Oncol，2015，16(9)：1090 - 1098.

5. Yang H，Liu H，Chen Y，et al. Neoadjuvant chemoradiotherapy followed by surgery versus surgery alone for locally advanced squamous cell carcinoma of the esophagus (NEOCRTEC5010)：a phase Ⅲ multicenter，randomized，open-babel clinical trial [J]. J Clin Oncol，2018，36(27)：2796 - 2803.

## 第5章

# 术后辅助治疗策略

## 5.1 引言

目前,手术是可切除食管癌的主要治疗方法,但术后短期内肿瘤复发和转移造成治疗失败,严重影响患者的长期生存。虽然术前新辅助治疗已经在食管癌综合治疗中占据了主要地位,但在中国术后辅助治疗(adjuvant therapy)仍然应用于真实世界中的大部分食管癌患者。因此,尽管术后辅助治疗尚存诸多争议,却是食管癌多学科综合治疗的重要组成部分。如何在找准食管癌术后复发和转移规律的基础上,筛选出复发和转移高危因素,对此施以针对性的辅助治疗,可能有助于大大提高食管癌患者的治疗效果。

## 5.2 术后复发

食管癌术后复发和转移与手术方式、原发肿瘤部位、淋巴结转移和病理分期等因素密切相关。日本 JCOG9204 研究已经证实对于未经新辅助治疗且术后病理提示淋巴结转移的患者,应给予术后辅助治疗,可以改善生存状态。但即便是 $pN_0$ 期患者,基于经验回顾,仍不能排除术后辅助治疗的可能益处,尤其是合并高危因素的患者。

根据上海市胸科医院统计资料显示,对于接受标准胸腹两野淋巴结清扫的患者,食管癌根治术后 $pN_0$ 期患者中位复发时间为 17.4 月,术后 3 年内复发率为 40.2%,其中局部区域复发率为 33.9%,血行转移率为 6.3%。未接受新辅助治疗的患者,术后复发以局域性淋巴结转移最为多见,且以颈部和锁骨上淋巴结复发为主。研究结果显示,上中段及病理 $T_{3\sim4a}$ 分期是食管癌根治术

后 $pN_0$ 期患者局部区域复发的独立影响因素。由此可见,食管癌术后复发和转移率较高,有必要针对相应的危险因素给予辅助治疗,以改善患者的生存状态。

## 5.3 术后辅助治疗

日本 JCOG9204 研究证实,以顺铂 + 5 - FU 为基础的辅助化疗可以提高可切除临床 Ⅱ/Ⅲ 期食管鳞状细胞癌术后淋巴结阳性患者的无病生存期(DFS)(52% *vs.* 38%, $P = 0.041$),延缓这些患者的术后复发转移。关于辅助放疗对于食管癌患者预后影响的研究,结论不完全一致。20 世纪 90 年代的随机对照试验研究结果提示,单纯辅助放疗不能够改善食管癌患者的术后远期生存。然而,近年来几项回顾性研究结果提示,辅助放疗可以改善术后淋巴结阳性的 Ⅲ 期食管癌患者的生存期。中国医学科学院附属肿瘤医院一项回顾性研究结果显示,辅助放疗能够改善术后淋巴结阳性(29.2% *vs.* 14.7%, $P = 0.068$)及 pⅢ 期(35.1% *vs.* 13.1%, $P = 0.027$)食管鳞状细胞癌患者的 5 年生存率。然而,该项研究中接近 89% 的入组患者接受了 Sweet 手术。鉴于 Sweet 手术在中上纵隔淋巴结清扫方面的欠缺,或可对辅助放疗在食管鳞状细胞癌术后真实世界中的作用评估产生偏移。但该项研究充分证明了辅助放疗对于 Sweet 手术的补充作用。此外,辅助放化疗在食管癌术后的有益作用也逐步得到证实。Hwang 等研究结果显示,辅助放化疗对食管鳞状细胞癌患者术后远期生存有益,尤其对 $pT_{3\sim4}$ 期、有淋巴结转移、低分化及 R1/R2 切除患者。针对已接受根治性手术的食管鳞状细胞癌患者,如何选择合理的辅助治疗策略还有待严格的随机对照试验研究结果给予合理的指导。

另外,研究显示对于已接受新辅助放化疗并行食管切除术的食管癌患者,辅助化疗在一定程度上可以改善远期生存率。Mokdad 等研究结果提示,辅助化疗可以分别降低术后淋巴结阴性患者(32%)和阳性患者(16%)的死亡风险。Nevala 等利用美国国家癌症数据库(National Cancer Data Base, NCDB)进行研究,亚组分析结果提示辅助化疗(assistant chemotherapy, AC)可以提高部分接受新辅助同步放化疗(nCRT)并行食管切除术(surgery, S)患者的远期生存,即 cN + /$pN_0$ 组患者(nCRT + S + AC 组 *vs.* nCRT + S

组,中位生存期为 64 个月 *vs.* 43 个月,$P = 0.019$)和 cN + /pN + 组患者
(nCRT + S + AC 组 *vs.* nCRT + S 组,中位生存期为 27 个月 *vs.* 22 个月,$P = 0.010$)。上述结果均来自回顾性研究结果,未来需要严格的随机对照试验研究以准确评估辅助化疗在新辅助放化疗并食管切除术患者中的治疗意义。

不难看出,食管鳞状细胞癌术后辅助治疗研究相对于食管腺癌略显滞后,缺乏高级别循证医学证据给予指导。目前,国内临床实践多参照日本食管癌相关研究结果和 UICC/AJCC 食管癌 TNM 分期标准中预后不良因素来给予部分高危人群辅助化疗/放疗。鉴于我国食管癌组织学类型以鳞状细胞癌为主,本章针对食管鳞状细胞癌的术后辅助治疗策略做如下介绍。

### 5.3.1 2021 版美国国立综合癌症网络(NCCN)食管癌诊疗指南推荐

(1)对于已接受新辅助放化疗并行食管切除术的食管鳞状细胞癌患者,术后病理提示 $T_0$ 和 $N_0$ 的患者,出现复发转移之前不做任何辅助治疗;但是如果术后病理发现 T 和/或 N 阳性的患者,推荐使用纳武利尤单抗,而后进行随访(见图 5 - 1)。

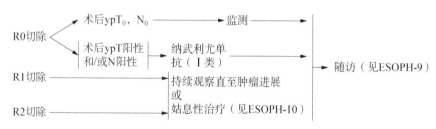

**图 5 - 1** 2021 版 NCCN 食管鳞状细胞癌辅助治疗推荐(已接受新辅助治疗)

(2)对于未接受新辅助治疗的食管鳞状细胞癌患者,R0 切除术后出现复发转移之前不做任何辅助治疗。R1/R2 切除患者则推荐术后放化疗(见图 5 - 2)。

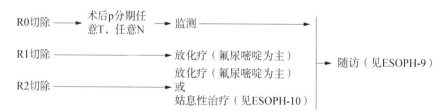

**图 5 - 2** 2021 版 NCCN 食管鳞状细胞癌辅助治疗推荐(未接受新辅助治疗)

### 5.3.2 《日本食管协会食管癌诊治规约(第4版)》

接受 R0 切除且术后病理淋巴结阳性患者推荐行辅助化疗,接受 R1/R2 切除的食管鳞状细胞癌患者则推荐辅助放疗。

### 5.3.3 中国国家卫生健康委员会发布的《食管癌诊疗规范(2018版)》

当前食管鳞状细胞癌根治性手术后辅助治疗的高级别循证医学证据尚缺乏,临床实践多依照医师经验来选择。主要针对未能获得根治性手术切除的患者和存在复发转移高危因素的患者给予辅助放疗/化疗(见图 5-3)。具体适应证如下:

(1) R1(切端或环周切缘阳性)和 R2 切除。

(2) R0 切除患者,$pN^+$、$pT_{3\sim4a}N_0$、低分化或脉管瘤栓。

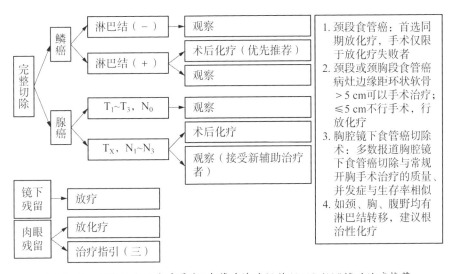

图 5-3 国家卫生健康委员会《食管癌诊疗规范(2018版)》辅助治疗推荐

### 5.3.4 上海市胸科医院食管癌术后辅助治疗策略

上海市胸科医院食管癌术后患者的辅助治疗策略基本遵循国家卫生健康委员会发布的《食管癌诊疗规范》。

术后辅助放疗建议:R1 和 R2 切除患者术后给予辅助放疗;R0 切除患

者,若病理提示淋巴结阳性、淋巴管受侵或脉管癌栓则给予辅助化疗。部分中上段 $pT_{3\sim4a}N_0$ 患者、喉返神经旁有淋巴结转移、颈部有淋巴结转移的患者,即便是 R0 切除,仍然推荐给予颈部和上纵隔的"T"野放疗,同时辅助化疗。对于单纯腹腔淋巴结转移患者,是否给予区域淋巴结放疗,没有统一意见。

### 5.3.4.1　术后常用化疗方案推荐

(1) 顺铂 + 5 – Fu 化疗方案:顺铂 75 mg/(m² · d)静脉滴注 4 h,第 1 天;5 – Fu(600～750) mg/(m² · d)静脉滴注,第 1～4 天或者第 1～5 天。每 3～4 周重复 1 次。

(2) 紫杉醇 + 顺铂化疗方案:紫杉醇 50 mg/(m² · d)静脉滴注 3 h,第 1 天;顺铂 20 mg/(m² · d)静脉滴注,第 1 天。每周重复 1 次。

(3) 紫杉醇 + 卡铂化疗方案:紫杉醇 50 mg/(m² · d)静脉滴注 3 h,第 1 天;卡铂 AUC = 2。每周重复 1 次。

(4) 多西紫杉醇 + 顺铂化疗方案:多西紫杉醇 20 mg/(m² · d)静脉滴注 3 h,第 1 天;顺铂 20 mg/(m² · d)静脉滴注,第 1 天。每周重复 1 次。

(5) 多西紫杉醇 + 卡铂化疗方案:多西紫杉醇 20 mg/(m² · d)静脉滴注 3 h,第 1 天;卡铂 AUC = 2。每周重复 1 次。

(6) 替吉奥 + 顺铂化疗方案:替吉奥 50 mg/(m² · d),第 1～14 天,每天分 2 次口服;顺铂 75 mg/(m² · d)静脉滴注 4 h,第 1 天。每 3 周重复 1 次。

### 5.3.4.2　术后免疫治疗

值得关注的 CheckMate 577 研究是一项国际多中心随机对照双盲Ⅲ期临床研究,探索已接受 nCRT 的可切除食管癌术后病理证实了有肿瘤残存的患者采用纳武单抗行辅助治疗的安全性和有效性。结果显示:纳武单抗辅助治疗与安慰剂相比,中位无进展生存期(progression free survival,PFS)明显改善(22.4 个月 *vs.* 11.0 个月)。正是基于该研究结果,对于已接受 nCRT 且获得 R0 切除后病理呈现 $ypT^+/ypN^+$ 的食管癌患者,最新版 NCCN 指南推荐将纳武单抗免疫治疗作为术后辅助治疗的一级推荐。

## 5.4　结语

食管癌患者术后辅助治疗策略缺乏高级别的循证医学证据,尚需进一步高质量临床研究给予科学指导。对于未获得根治性切除或存在术后复发和转移高危因素的患者,包括姑息切除、淋巴结阳性、脉管癌栓和低分化等,可适当给予辅助治疗。免疫治疗有可能成为未来术后淋巴结阳性患者辅助治疗的首选。

（杨　煜）

## 参考文献

1. 中国国家卫生健康委员会. 食管癌诊疗规范(2018 版)[S]. 2018.

2. National Comprehensive Cancer Network. NCCN, 2019 [EB/OL]. http://www.nccn.org/.

3. Kitagawa Y, Uno T, Oyama T, et al. Esophageal cancer practice guidelines 2017 edited by the Japan esophageal society:part 2 [J]. Esophagus, 2019,16(1)25 - 43.

4. Ando N, Iizuka T, Ide H, et al. Surgery plus chemotherapy compared with surgery alone for localized squamous cell carcinoma of the thoracic esophagus: a Japan Clinical Oncology Group Study-JCOG9204 [J]. J Clin Oncol, 2003,21(24):4592 - 4596.

5. Japan Esophageal Society. Japanese classification of esophageal cancer, 11th edition: part I [J]. Esophagus, 2017,14(1):1 - 36.

## 第6章

# 胸腹腔镜微创食管切除术

## 6.1 引言

1995 年, DePaula 团队报道腹腔镜经裂孔食管切除, 腹腔镜游离胃并制作管胃, 管胃经裂孔食管床提至颈部, 并行颈部食管-胃吻合。1998 年, Luketich 团队首次报道了经胸腔镜游离食管, 腹腔镜制作管胃, 颈部吻合术。随后, Watson 团队于 1999 年报道了腹腔镜游离腹部并制作管胃, 胸腔镜游离食管并食管肿瘤切除, 食管胃胸部以 Ivor Lewis 方式吻合。以上研究奠定了现在微创食管癌切除术（minimally invasive esophagectomy，MIE）的基础。

目前, 在亚洲主要医学中心, 尤其是中国, MIE 的比例已经达到 80% 以上。因此, 经右胸路径完成 MIE 已经成为中国食管癌外科治疗的主要手段。

## 6.2 患者选择

几乎所有食管癌外科手术都可以通过腔镜完成, 但会受到手术医师技术水平的影响。以下几种情况慎用 MIE 手术：

（1）任何 $T_4$ 期食管癌患者（不管是否经过新辅助治疗）。

（2）未经新辅助治疗的巨块性病灶患者, 腔镜可能加重肿瘤播散。

（3）胸上段并可能累及胸廓入口的食管癌患者。

（4）可能行联合器官手术的食管癌患者。

## 6.3 术前评估

术前评估采用胸腹部增强 CT、颈部超声、PET/CT、支气管镜（胸上段病变）、上消化道内镜、超声胃镜、上消化道钡餐造影、结肠镜（结肠代食管术）和心肺功能检查。

## 6.4 麻醉及体位

胸部操作时，通常选择单腔气管插管麻醉，术中采用右侧人工气胸辅助暴露（$6\sim8$ mmHg）（1 mmHg $=0.133$ kPa）。在有条件的情况下，应预置支气管阻塞管备用，一旦出现中转开胸或循环障碍时可以及时使用。胸部手术患者常选择左侧卧位，身体前倾 $30°\sim45°$ 角，右上肢上扬似自由泳状，让腋窝充分显露。目前日本的全俯卧位胸部操作在上海市胸科医院也有使用。腹部操作时选择平卧位，头高脚低斜坡位，人工气腹 $12\sim14$ mmHg。

## 6.5 手术技术

### 6.5.1 胸部操作

#### 6.5.1.1 腔镜放置

监视器放置于患者背侧或头侧，主刀医师立于患者腹侧，扶镜手站立于主刀医师同侧，第一助手站立于主刀医师对侧（患者背侧）。

#### 6.5.1.2 体位

患者取左侧俯卧位，身体前倾 $45°$ 角，右臂上举，与躯干夹角呈 $130°$ 角。胸部戳卡孔 4 个（见图 6－1），位置分别如下：

（1）见腋前线、中线之间第 6 或第 7 肋间 12 mm 孔（进镜孔）。

（2）见腋前线、中线之间第 3 或第 4 肋间 12 mm 孔（主操作孔）。

（3）见肩胛下角下方第 6 肋间 5 mm 孔（第一辅助孔）。

（4）见肩胛下角下方第 8 或第 9 肋间 5 mm 孔（第二辅助孔）。

（5）见肩胛骨后缘第3肋间穿刺，用于悬吊食管。

人工气胸：气胸压力8mmHg，气体流量8L/min。第1辅助孔接胸腔引流瓶，作为排废气和平衡胸腔内压力用或用自循环气腹机。

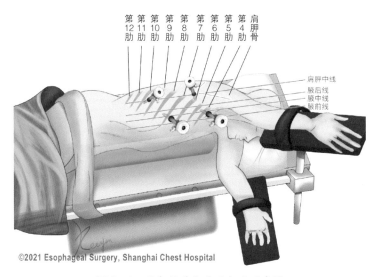

**图6-1　胸部操作体位及打孔示意图**

#### 6.5.1.3　模块化操作流程

（1）右喉返神经旁淋巴结清扫：打开上纵隔胸膜，前界沿迷走神经，下界为奇静脉弓上缘，上界为锁骨下动脉，后界沿食管脊柱间隙。沿迷走神经与锁骨下动脉的交叉处分离锁骨下动脉脂肪组织，以"镂空法"显露右喉返神经区域分支动脉，神经周围软组织和结缔组织使用超声刀或Ligasure能量平台离断，清扫右喉返神经旁淋巴结。上极至甲状腺下动脉，力求奇静脉上食管纵隔面、气管纵隔面、锁骨下动脉、迷走神经、右喉返神经裸化（见图6-2）。

（2）奇静脉处理：打开奇静脉下缘胸膜，显露奇静脉下方右侧支气管动、静脉，用超声刀或Ligasure能量平台离断，游离奇静脉至右肋间静脉汇入奇静脉处，前缘游离至气管，两侧各夹2个Hemolock，用超声刀或剪刀离断奇静脉。为增加视野暴露，可将奇静脉残端悬吊于胸壁，更方便于清扫奇静脉及胸导管周围淋巴结。

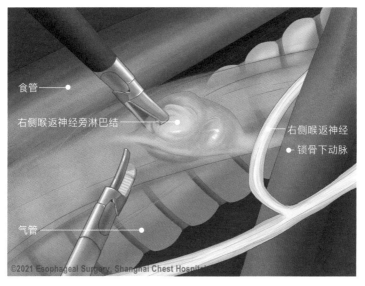

**图 6-2　清扫右喉返神经旁淋巴结**

（3）下段食管游离：于第一辅助孔用超声刀游离、切断下肺韧带，前侧沿胸膜肺反折边缘打开胸膜。先游离食管心包侧，然后打开食管、降主动脉间胸膜，食管滋养血管自主动脉侧发出，用超声刀离断，较为粗大者采用钛夹夹闭后再离断。充分游离食管降主动脉侧组织至心包，前、后侧打通，食管于肺下静脉水平给以套带。于第 2 辅助孔提起食管，用超声刀或 Ligasure 能量平台游离食管下段至膈肌裂孔，并彻底清扫食管下段、膈肌上淋巴结以及脂肪组织。

（4）左喉返神经旁淋巴结清扫：游离胸上段食管，紧贴食管游离食管脊柱侧与气管侧，并贯穿形成隧道。从肩胛骨后缘第 3 肋间穿刺线进入胸腔，悬吊食管。助手钳压气管，沿气管边缘游离食管、气管间隙脂肪组织至主动脉边缘，此时脂肪组织等上翻，用分离钳分离出喉返神经，钛夹夹闭血管，剪刀裸化左侧喉返神经，彻底清扫左侧喉返神经周围脂肪组织及淋巴结（见图 6-3）。清扫范围包括左侧喉返神经主动脉反折处至锁骨下动脉水平。少量渗血可用小纱布垫于食管床进行压迫止血。此外，需要着重提醒：助手钳压气管时，推荐使用钳夹小纱布或者手术用"棉制花生米"按压气管膜部，切不可使用暴力强压，以防气管膜部破裂。

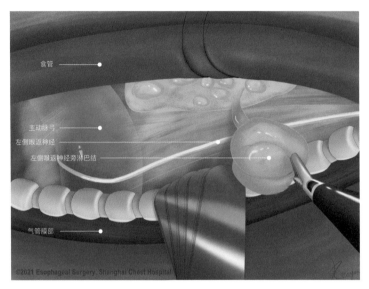

食管

主动脉弓
左侧喉返神经
左侧喉返神经旁淋巴结

气管膜部

©2021 Esophageal Surgery, Shanghai Chest Hospital

**图 6-3　清扫左喉返神经旁淋巴结**

（5）中段食管游离：去除悬吊线，助手将食管向前拉，用超声刀、Ligasure 能量平台或电钩分离并切断剩余食管周围组织。

（6）隆突下淋巴结清扫：助手将充分游离的食管向腹侧牵拉，暴露隆突下结构，用电钩打开隆突下淋巴结与气管间包绕的胸膜，找出组织间隙后以超声刀或 Ligasure 能量平台 En-bloc 完整清扫左、右总支及隆突下淋巴结。

（7）胸导管结扎：于第 9 或第 10 胸椎水平打开奇静脉与主动脉间胸膜，暴露奇静脉，分离奇静脉下缘脂肪组织，暴露胸导管，用钛夹钳夹闭（推荐使用 2 个钛夹）。胸导管结扎为非常规操作，根据术中情况个体化选择性操作。

（8）关胸：检查食管床并止血，将食管套带置于胸廓入口处，放置纵隔引流管，引流管头端置于奇静脉弓水平，放置胸腔引流管，关胸。

### 6.5.2　腹部操作

#### 6.5.2.1　体位及戳卡设置

患者取平卧位，身体整体为头高脚低位，呈 20°角。为方便术中胃暴露，手术床可以略向右倾斜。腹部戳卡孔 5 个（见图 6-4），位置分别如下。

（1）脐下 1 cm，12 mm 孔（进镜孔）。

（2）肋缘下右锁骨中线平脐水平，12 mm 孔（主操作孔）。

（3）肋缘下右锁骨中线，5 mm 孔（辅助孔）。

（4）左锁骨中线平脐水平，5 mm 孔（助手孔）。

（5）剑突下 5 mm 孔为挡肝孔。

高流量人工气腹：压力 12～14 mmHg。

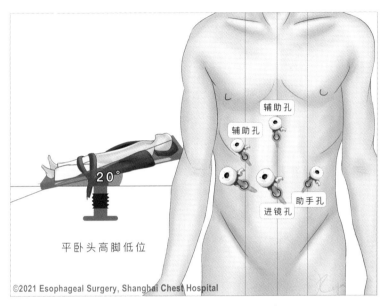

图 6-4 腹部操作体位及打孔示意

### 6.5.2.2 腹部操作流程

（1）胃大弯侧游离：胃抓钳将胃轻轻提起，使胃大弯侧网膜自然下垂，沿胃网膜右血管弓外 1 cm 打开网膜，助手协助牵起网膜，超声刀沿网膜血管向脾窝方向游离，胃短动脉处超声刀可沿胃边缘游离，较为粗大者采用钛夹夹闭后再离断。大弯侧游离至膈食管裂孔左侧缘。胸下段食管癌或食管胃结合部腺癌（AEG）建议沿结肠边缘游离，在管胃制作过程中一并切除大网膜。

（2）胃左动脉游离及周围淋巴结清扫：将肝左叶挡开，助手压胃，暴露胃小弯侧网膜以及食管胃结合部（EGJ）反折腹膜。超声刀打开小弯侧网膜，小弯侧网膜和脂肪组织可用超声刀切除。将胃冠状静脉及胃左动脉提起，超声刀将血管外脂肪去除,裸化动静脉,静脉可直接用超声刀离断,胃左动脉Hemolock钳夹后切断,清扫胃左动脉周围淋巴结。沿胰腺上缘打开腹膜,显露肝总动脉、脾动脉近端,清扫脾动脉近端和肝总动脉旁淋巴结;胃左动脉清扫完毕,助手将胃提起,清扫胃后及贲门周围淋巴结(见图6-5)。

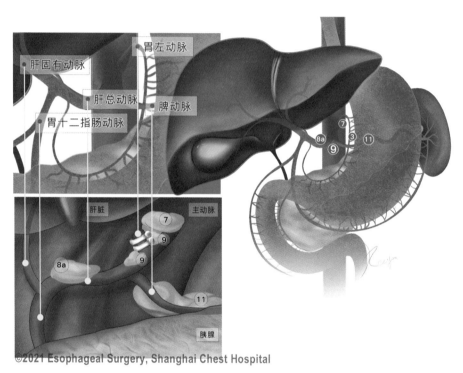

图6-5 腹腔干及三大分支淋巴结清扫示意

注 图中数字表示淋巴结的组数。

(3)膈食管裂孔以及胃后组织游离:超声刀游离胃后壁粘连以及脂肪至食管裂孔处,沿膈食管裂孔左侧缘游离打开膈肌与胃底之间的间隙,挡肝棒插入此间隙将胃抬起,胃后壁脂肪以及粘连暴露清晰,便于将胃完全游离。超声刀游离食管裂孔右侧缘、左侧缘、上缘将EGJ充分游离,注意保护膈食管裂孔左、右侧缘肌束。

(4)管胃制作:于剑突下上腹正中做一个4 cm小切口,将游离好的胃和离断后的食管拉出,继续游离胃大弯侧网膜至幽门。将牵连胃的粘连全部打断,幽门周围充分游离至幽门下十二指肠3~4 cm。胃小弯侧胃右动脉幽门上2～3分支处切断胃右动脉。沿胃大弯侧用直线切割缝合器裁胃,管胃宽度为2～3 cm,切割缘采用4-0聚丙烯缝线连续缝合加固,预留少许无血管区上切割缘以4-0薇乔线间断缝合加固。管胃顶端缝3针作为牵引线与延长线连接。

### 6.5.3 颈部操作

#### 6.5.3.1 颈部切口

颈部沿胸锁乳突肌前缘切口,打开颈阔肌,显露胸锁乳突肌。胸锁乳突肌向外侧牵拉,其下方为肩胛舌骨肌、胸骨舌骨肌。切断肩胛舌骨肌,显露颈内静脉。颈内静脉内侧缘打开颈内静脉与肌肉之间的间隙,颈总动脉鞘内侧暴露食管,此时可见到胸腔内留置的食管套带,将套带上提可将食管从颈部牵出。切断食管,口侧食管置入管状吻合器钉砧头,肛侧食管结扎并加延长线。

#### 6.5.3.2 颈部吻合

管胃通过延长线从颈部提出,胃切割缘在前,大弯侧在后。打开管胃头端,胃腔内消毒,置入管状吻合器,从大弯侧穿出与食管吻合器头端连接,旋转吻合器尾部旋钮至合适厚度,击发吻合,退出吻合器。置入营养管、胃管,胃管一般置于幽门上,营养管穿过十二指肠至空肠起始部。

#### 6.5.3.3 颈部淋巴结清扫

(1) 右侧颈段食管旁淋巴结:右侧颈总动脉套带向右侧牵拉,注意保护行走于颈动脉鞘内的迷走神经。沿颈总动脉内侧向下分离,确认右侧锁骨下动脉后,在右侧锁骨下动脉的上方分离右颈总动脉与气管、食管之间的组织。确认右侧喉返神经后向右侧稍加牵引,用拉钩将气管向左侧牵拉,清扫喉返神经的背侧、椎前筋膜前方的组织至喉返神经入喉的位置,即101R站淋巴结(见图6-6)。

(2) 右侧锁骨上淋巴结:右侧颈总动脉、颈内静脉套带并向左侧牵引,拉钩把胸锁乳突肌向右侧牵引。将脂肪组织沿颈内静脉外侧缘剥离,到达前斜角肌;上侧清扫至肩胛舌骨肌、外侧至颈外静脉内侧缘、下侧至锁骨范围内的脂肪和淋巴结,即右锁骨上淋巴结区域(104R站)。清扫深度以到达颈横动脉层面为提示,可避免损伤位于前斜角肌前方的膈神经(见图6-7)。

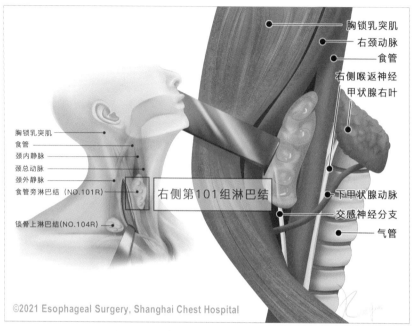

**图 6-6　清扫右侧颈段食管旁淋巴结**

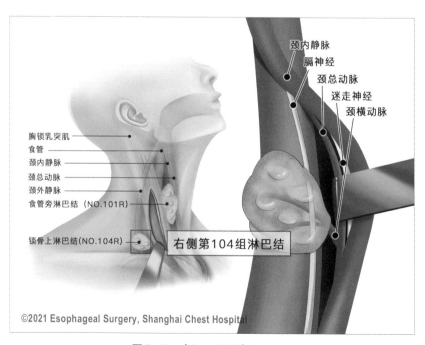

**图 6-7　清扫右侧锁骨上淋巴结**

（3）左侧颈段食管旁淋巴结：打开左侧颈部切口后，气管向右牵拉，气管食管沟内寻找左侧喉返神经。喉返神经确认后，沿喉返神经向纵隔内清扫，即101L站淋巴结。

（4）左侧锁骨上淋巴结：清扫范围、手术技术与清扫104R站淋巴结相同。胸导管在清扫区域注入静脉角，建议先在胸腔内结扎胸导管，避免和减少术后左侧锁骨上乳糜瘘的发生，此区域为104L站淋巴结。

双侧颈段食管和双侧锁骨上淋巴结的清扫是三野淋巴结清扫的重点，操作过程需认真细致，在彻底清扫的同时应避免伤及周围的脏器及血管、神经（见图6-8）。

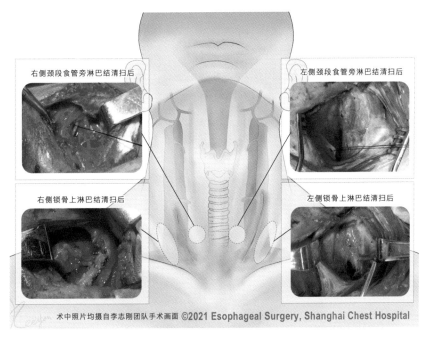

右侧颈段食管旁淋巴结清扫后　左侧颈段食管旁淋巴结清扫后

右侧锁骨上淋巴结清扫后　左侧锁骨上淋巴结清扫后

术中照片均摄自李志刚团队手术画面 ©2021 Esophageal Surgery, Shanghai Chest Hospital

**图6-8　双侧颈部淋巴结清扫后效果**

## 6.6　术后管理

MIE术后管理与传统食管癌外科治疗没有太大的差异。与传统开胸手术相比，MIE的切口疼痛更多来源于腹部小切口，因此应针对这一特点予以疼痛管理。术后并发症及处理见相应章节。

　　术后营养管理一直是食管癌术后的最关键环节。上海市胸科医院通常习惯延长禁食时间至 2～3 周，可以最大程度降低术后吻合口瘘（anastomotic fistula）的发生率。根据我院术后 3～4 周的胃镜随访结果，有 5%～10% 的患者会存Ⅰ级吻合口瘘，即内镜下见吻合口或胃残端坏死或溃疡，但没有消化道外纵隔感染征象，延长禁食时间可能会帮助预防此类Ⅰ级吻合口瘘转变成严重的并发症。这样操作，患者可以耐受通常的生活质量，营养状况会更好，具体营养支持策略见第 14 章"术后营养及疼痛管理"。

## 6.7　结语

　　MIE 已经进入了常规化阶段，虽然并未普及到每一家基层医院。但在开展 MIE 之前一定要坚持食管癌治疗的肿瘤学原则，即 R0 肿瘤切除和根治性淋巴结清扫，甚至于系膜化食管癌切除。上海市胸科医院参考 JES 规约（见图 6-9），对食管癌淋巴结清扫组数进行了规定和要求，如表 6-1 所

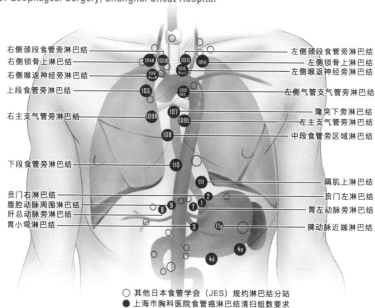

©2021 Esophageal Surgery, Shanghai Chest Hospital

○ 其他日本食管学会（JES）规约淋巴结分站
● 上海市胸科医院食管癌淋巴结清扫组数要求

**图 6-9　日本食管学会(JES)规约淋巴结分站及命名**

注　本图参考 JES 规约制作。

示。MIE 常用手术器械如表6-2所示。只有如此,在实施 MIE 手术时才会有一个清晰的目标效果。MIE 是否会延长患者的生存期,目前尚没有确切的证据。但已有证据显示,在 MIE 的学习曲线初期阶段,并发症和再手术率高于开放手术,需要务必谨慎,缩短学习曲线。

表6-1 上海市胸科医院食管癌淋巴结清扫组数要求

| 编号 | 名　称 |
|---|---|
| 颈部区域 | |
| 101L/R | 双侧颈段食管旁淋巴结 |
| 104L/R | 双侧锁骨上淋巴结 |
| 胸腔区域 | |
| 106recR | 右喉返神经旁 |
| 106recL | 左喉返神经旁 |
| 105 | 上段食管旁 |
| 106tbL | 胸主支气管旁淋巴结 |
| 107 | 隆突下 |
| 108 | 中段食管旁区域 |
| 109L/R | 肺门旁 |
| 110 | 下段食管旁 |
| 111 | 膈肌上 |
| 腹腔区域 | |
| 1 | 贲门右 |
| 2 | 贲门左 |
| 3a | 胃小弯 |
| 7 | 胃左动脉旁 |
| 8a | 肝总动脉干淋巴结 |
| 9 | 腹腔动脉周围淋巴结 |
| 11p | 脾动脉近端淋巴结 |

注　本表参考 JES 规约制作。

表 6-2 MIE 常用手术器械

| | 器械 | 型号 | 数量 | 作用 |
|---|---|---|---|---|
| 腔镜器械 | 10 mm 30°斜视镜 | | 1 | |
| | 气腹机 | | 1 | |
| 胸部器械 | 分离钳 | 5 mm | 1 | 分离组织 |
| | 抓钳 | 5 mm | 2~3 | 提夹、抓取组织 |
| | 头端带弧度抓钳(胃钳) | 5 mm | 2~3 | 提夹、按压组织 |
| | 超声刀或 Ligasure | 5 mm | 1 | |
| | 电凝钩 | 5 mm | 1 | |
| | 钛夹钳 | 10 mm 和 6 mm | 各 1 | |
| | 腔镜剪刀 | 5 mm | 1 | |
| | Hemolock 钳 | 10 mm 和 5 mm | 各 1 | |
| 腹部器械 | 抓钳 | 5 mm | 2 | |
| | 头端带弧度抓钳(胃钳) | 5 mm | 2 | |
| | 超声刀 Ligasure | 5 mm | 1 | |
| | Hemolock 钳 | 10 mm | 1 | |
| | 挡肝棒 | 5 mm | 1 | 挡肝用 |
| 消耗品 | | | | |
| | 12 mm Trocar | B12SRT | 2 | |
| | 5 mm Trocar | B5ST | 2 | |
| | 直线切割器 | TLC75 | 1 | |
| | 直线切割器钉仓 | TCR75 | 8 | |
| | 3-0 Vicryl | VCP772D 22 mm-1/2 弧 | 10 板 | |
| | 4-0 Prolene 线 | 26 mm-1/2 弧 | 1 | |
| | 管状吻合器 | 25 mm/21 mm | 1 | |
| | Hemolock(大号) | | 若干 | |
| | 10 mm Clip L size | ER420 | 若干 | |
| | 2-0 荷包线 | GN-283 | 1 | |

(孙益峰)

## 📖 参考文献

1. Luketich J D，Alvelo-Rivera M，Buenaventura P O，et al. Minimally invasive esophagectomy：Outcomes in 222 patients [J]. Ann Thorac Surg，2003，238(4)：486 - 495.

2. Nguyen N T，Follette D M，Lemoine P H，et al. Minimally invasive Ivor Lewis esophagectomy [J]. Ann Thorac Surg，2001，72(2)：593 - 596.

3. Biere S S，Van Berge Henegouwen M I，Maas K W，et al. Minimally invasive versus open oesophagectomy for patients with oesophageal cancer：a multicentre，open-label，randomised controlled trial [J]. Lancet，2012，379(9829)：1887 - 1892.

4. Zhang X b，Yang Y，Ye B，et al. Minimally invasive esophagectomy is a safe surgical treatment for locally advanced pathologic T3 esophageal squamous cell carcinoma [J]. J Thorac Dis，2017，9(9)：2982 - 2991.

5. Li B，Yang Y，Sun Y，et al. Minimally invasive esophagectomy for esophageal squamous cell carcinoma-Shanghai Chest Hospital experience [J]. J Thorac Dis，2018，10(6)：3800 - 3807.

## 第7章

# 机器人辅助食管切除术

## 7.1 引言

近年来,随着腔镜技术的不断进步,微创食管切除术(MIE)在食管癌治疗中逐渐得到认可并应用。相比于开胸食管切除术,MIE 在保证肿瘤学效果相当的同时,可有效降低患者术后心、肺并发症的发生率,缩短住院时间,改善术后生活质量。

2003 年,Horgan 等首先报道了经食管裂孔机器人辅助食管切除术(robot-assisted esophagectomy,RAE)。随后,Kernstine 等在 2004 年报道了机器人辅助经胸三切口食管切除术(Mckeown 术)的应用。之后,机器人辅助技术在食管癌外科治疗中逐渐被人们接受,并推广应用。多项研究表明,相比于开放及传统腔镜辅助下的食管切除术,RAE 在淋巴结清扫,特别是上纵隔淋巴结清扫方面具备一定的优势。荷兰的研究证实,相比于开放食管切除术,RAE 能显著降低术后并发症的发生率,患者能获得更好的短期生活质量,但中期生存结果没有差异。

另外,相比于传统腔镜辅助下食管切除,RAE 能否使患者拥有更好的围手术期优势以及远期生存获益呢? 上海市胸科医院牵头开展的 RAMIE 研究为多中心、前瞻性、随机对照试验,针对传统腔镜和 RAE 比较这个焦点问题展开。目前,该研究已完成所有患者入组,进入全面生存随访阶段,期待未来的结果。

## 7.2 达芬奇手术系统

具有 3D 视觉的 da Vinci™ 手术系统由 Intuitive Surgical 公司开发。

1997 年，Himens 和 Cadiere 使用 da Vinci™ 手术系统原型进行了第一次机器人辅助胆囊切除术。2000 年，美国食品药品监督管理局（Food and Drug Administration，FDA）批准 da Vinci™ 手术系统用于普通腹腔镜手术。2002 年，FDA 批准了该系统具有第 4 个机械臂的修改版本。Intuitive Surgical 分别在 2006 年和 2009 年引入了达芬奇 S 系统和达芬奇 Si 系统。达芬奇 Si 系统提供三维（three dimensions，3D）全高清视觉系统和第 2 个培训控制台。2014 年 4 月，FDA 批准了第 4 代达芬奇 Xi 手术系统（见图 7 - 1），其在灵活度、精准度、成像清晰度等方面都有了显著的提高，并于下半年还开发了远程观察和指导系统。

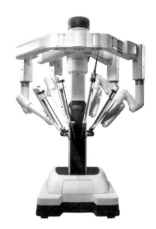

图 7 - 1　第 4 代达芬奇 Xi 手术系统

达芬奇外科手术系统由 3 个主要部分组成，包括外科医生控制台、带有一个摄像头臂的手术车和直接执行手术的 3 个手臂和 3D 成像系统。外科医生控制台是控制整个系统的计算机系统。达芬奇外科手术系统的一个特点是通过高质量的 3D 内窥镜进行可视化手术。该系统的三维影像为术者提供了放大 10 倍的高清晰度手术视野，机械臂的 7 个自由度旋转提供了超越人手极限的外科操作灵活性和精准性，可以快速、准确地解剖和缝合组织。机器人手术系统在胸外科首先被用于良性纵隔肿瘤切除、肺叶切除、食管平滑肌瘤切除及胃食管反流病的手术治疗等，目前证实机器人手术系统在食管癌治疗方面的优势同样明显。

## 7.3　RAE 的基本定义

RAE 是指在机器人辅助技术下完成的微创食管切除术。由于食管切除涉及多个区域并需考虑消化道重建以及学习曲线等问题，所以目前阶段 RAE 分类如下：

（1）机器人辅助腹部操作＋经食管裂孔途径。

（2）机器人辅助胸部＋腹腔镜/开放：杂交机器人辅助经右胸-腹正中二

切口和杂交机器人辅助经右胸-腹正中-颈部三切口。

（3）胸腹全机器人辅助技术：全机器人辅助经右胸-腹正中二切口和全机器人辅助经右胸-腹正中-颈部三切口。

## 7.4　RAE 的适应证

RAE 已被广大食管外科医生所接受，但由于手术台次以及费用等非技术因素限制了 RAE 的广泛推广。随着机器人设备的进一步增加以及医疗保险覆盖扩展，未来 RAE 的应用必定将进一步得到扩展。

RAE 的适应证与传统腔镜辅助下微创食管切除术相同，要求患者一般情况良好，无严重合并疾患，心肺功能可以耐受单肺通气和开胸手术。对于具有丰富食管癌微创手术经验的术者而言，开展 RAE 的学习曲线会缩短，在开展手术初期应用于早期食管癌手术，待积累经验后可尝试进行局部晚期食管癌 RAE 术、诱导治疗后及部分 $T_{4a}$ 期食管癌也可采用 RAE 来完成。

## 7.5　麻醉及体位

RAE 选择的麻醉方式和手术体位与传统腔镜辅助下微创食管切除术相似。全麻气管插管时，Mckeown 术更多选择单腔气管插管 + 人工气胸的方式，必要时附加阻塞导管进行单肺通气，这有利于气管食管沟区域的暴露以及术中肺功能的保护。

胸部手术体位：患者取左侧卧位并前倾 30°角，右上肢前伸上举如自由泳状，有利于暴露后纵隔区域解剖结构，利于纵隔淋巴结清扫。同时，相对于侧卧位，有利于降低术后肺部并发症的发生，减少术中出血（见图 7 - 2）。腹部操作的体位多采用仰卧位、头高脚低、左侧抬高的体位，有利于胃网膜血管的游离，处理胃短血管及脾门区结构也更为方便。

## 7.6　Trocar 位置

Trocar 的位置主要依据术者的经验以及偏好。Trocar 的设置：在胸部

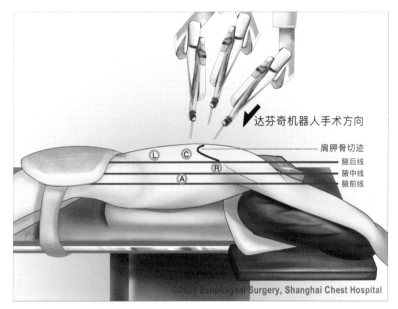

**图7-2 RAE胸部操作体位及Trocar位置**

注 L:机械臂左臂;C:机械臂观察孔;A:助手操作孔;R:机械臂右臂。

设置一般遵循线性关系,而在腹部时遵循三角形关系,各机械臂之间相隔一定的距离避免互相冲突。

### 7.6.1 胸部操作采用4孔法

胸部操作4孔法:右侧背阔肌前缘第6肋间为摄像头孔,右侧第8肋间肩胛下角线前为机械臂左臂孔,右侧第3或第4肋间腋后线与腋中线间为机械臂右臂孔,右侧第5肋间腋中线为助手操作孔(见图7-2)。另于右侧肩胛骨后侧缘与脊柱间第3肋间穿刺荷包线,用于术中牵拉食管。

### 7.6.2 腹部操作采用5孔法

腹部操作5孔法:脐旁右侧2 cm为摄像头孔,摄像头右侧一掌距离处为机械臂左臂孔,摄像头左侧一掌距离处为机械臂右侧1号臂孔,左侧腋前线肋弓下2 cm为第3个操作臂,第1、3个操作臂间的左下腹设置一个辅助操作孔(见图7-3)。

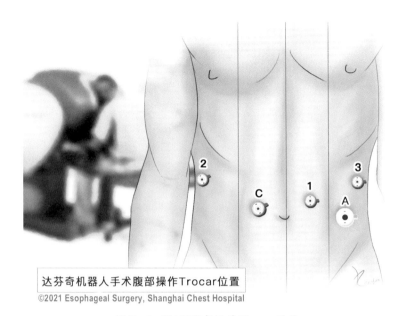

达芬奇机器人手术腹部操作Trocar位置
©2021 Esophageal Surgery, Shanghai Chest Hospital

**图7-3 RAE腹部操作Trocar位置**

注 1:第1机械臂;2:第2机械臂;3:第3机械臂;A:助手操作孔;C:机械臂观察孔

## 7.7 手术操作

RAE的操作步骤类似传统腔镜辅助下食管切除术,术者通过控制机械臂完成术野调整及手术操作,助手通过辅助孔协助暴露以及淋巴结标本取出等。

### 7.7.1 胸部操作

(1)暴露上纵隔:沿食管脊柱间隙打开后纵隔胸膜,向前沿右迷走神经打开食道前侧的胸膜,清扫上段食管旁淋巴结(105组)。沿迷走神经与锁骨下动脉的交叉处分离锁骨下动脉脂肪组织,显露右喉返神经,Maryland双极电凝离断神经周围软组织、结缔组织,清扫右喉返神经旁淋巴结(106recR组)(见图7-4)。

(2)离断奇静脉:沿奇静脉表面及下缘打开纵隔胸膜,奇静脉下方显

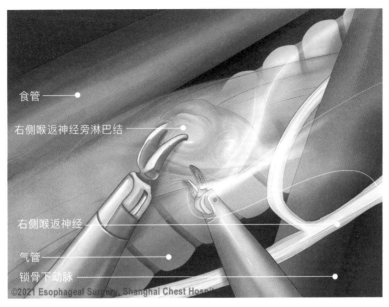

食管

右侧喉返神经旁淋巴结

右侧喉返神经

气管

锁骨下动脉

©2021 Esophageal Surgery, Shanghai Chest Hospital

图 7-4 上纵隔操作:清扫右喉返神经旁淋巴结

露右侧支气管动静脉,电钩离断,游离奇静脉至右肋间上动脉汇入奇静脉处,前缘游离至气管,两侧各夹 2 个 Hemo-lock,剪刀切断奇静脉,清扫奇静脉周围上段食管旁淋巴结(105 组)。将奇静脉远端固定于后纵隔胸膜。

(3)游离中下段食管:沿食管脊柱间隙打开后纵隔胸膜,解剖离断右下肺韧带,打开胸中下段食管前部的纵隔胸膜,紧贴心包表面广泛游离食管及食管旁组织,清扫食管裂孔上方周围淋巴结(111 组)如图 7-5 所示。然后,沿右主支气管解剖右主支气管旁淋巴结及隆突下淋巴结(109R 组 + 107 组)。离断迷走神经食管支,保留右迷走神经肺支。

(4)清扫左喉返神经旁淋巴结:游离胸上段食管,经肩胛骨后缘第 3 肋间放置穿刺线悬吊食管。助手钳压气管,沿气管边缘游离食管气管间隙脂肪组织,用分离钳或电剪刀分离出喉返神经,裸化左喉返神经,清扫左喉返神经周围脂肪组织及淋巴结(106recL 组),在肺动脉干的表面解剖左气管支气管旁淋巴结(106tbL 组),如图 7-6 所示。

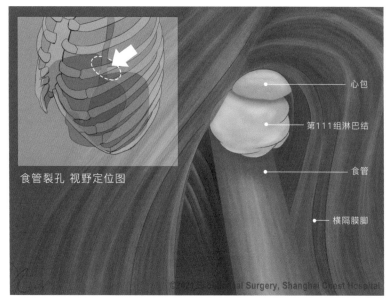

食管裂孔 视野定位图

心包

第111组淋巴结

食管

横隔膜脚

**图7-5** 游离食管裂孔上方,清扫111组淋巴结

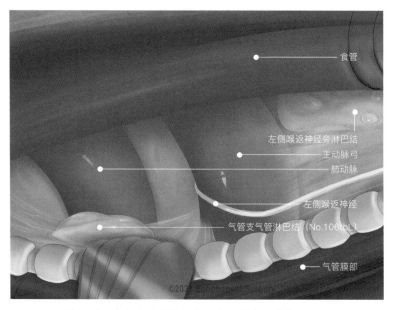

食管

左侧喉返神经旁淋巴结

主动脉弓

肺动脉

左侧喉返神经

气管支气管淋巴结(No.106tbL)

气管膜部

**图7-6** 清扫左喉返神经旁及左气管支气管旁淋巴结

### 7.7.2 腹部操作

（1）胃大弯侧操作：贴近胃小弯侧用抓钳将胃轻轻提起，胃大弯侧网膜下垂，沿胃网膜右血管弓外 1 cm 打开网膜，助手协助牵起网膜，超声刀沿网膜血管向脾窝方向游离，胃短动脉处超声刀可沿胃边缘游离。大弯处游离至膈食管裂孔左侧缘。

（2）离断胃左动脉：沿胃大弯侧助手将胃用挡肝棒撑起，另一辅助器械压胰腺，充分暴露胃冠状静脉及胃左动脉，超声刀将血管外脂肪去除，裸化动静脉，静脉可超声刀离断，胃左动脉 Hemo-lock 钳夹后切断，清扫胃左动脉周围淋巴结（7 组）。裸化脾动脉近端和肝总动脉，清扫脾动脉近端淋巴结（11p 组）及肝总动脉旁淋巴结（8 组），如图 7 - 7 所示。

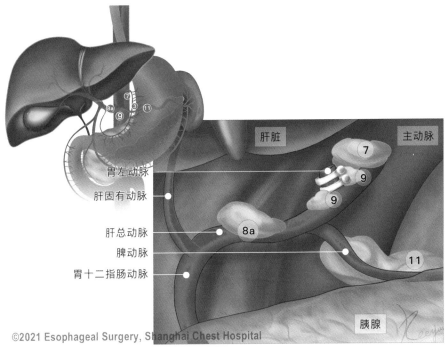

**图 7 - 7　离断胃左动脉及清扫三分支血管旁淋巴结**

注　图中数字为淋巴结组数。

（3）游离食管裂孔：助手将肝左叶挡开，暴露胃小弯侧网膜以及胃食管交接处反折腹膜。超声刀打开小弯侧网膜，沿胃小弯向右侧食管裂孔游离，充分游离食管裂孔右侧缘和上缘。超声刀游离胃后壁粘连处以及脂肪至食管裂孔处，完全游离食管裂孔左侧缘，将食管胃连接处游离充分，注意保护膈食管裂孔左侧缘右侧缘肌束。

### 7.7.3 管胃的制作及颈部吻合

管胃的制作及颈部吻合同传统腔镜下食管切除术。

## 7.8 RAE 的安全性

食管癌手术操作常涉及人体的颈、胸、腹 3 个区域且手术步骤多、技术要求高，在 RAE 操作过程中，发生术前不能预先判定的意外事件被定义为术中非计划事件，如胸腔粘连、腹腔粘连、术中出血、气道损伤和神经损伤等。此类术中非计划事件可能会不同程度影响患者的预后。常见术中非计划事件的处理方式如下。

### 7.8.1 胸腔或(和)腹腔粘连

术前应仔细询问病史，了解既往有无胸腔和腹部手术史、胸膜炎病史等可能引起胸腔或(和)腹腔严重粘连的因素。

### 7.8.2 穿刺器刺破肺组织

因胸膜腔粘连或者粗暴穿刺引起肺组织破裂，可出现大小不等的肺破裂口和不同程度的出血。需要提醒的是当肺破裂口较大或者二氧化碳气胸管已接通穿刺器时，可出现因高压二氧化碳气流直接入肺而使患者血压骤升。此时，麻醉机监测仪提示二氧化碳压力迅速上升。

### 7.8.3 喉返神经断裂

左侧喉返神经因其在胸腔内走行较长且上纵隔操作空间狭小的解剖学特点，更容易出现误伤断和裂，提醒术者应谨慎操作。若出现上述情况，可利用机械臂灵活性完成神经断裂后的缝合重建，或可修复损伤神经的功能，但其有效性待长期随访数据佐证。

### 7.8.4 气管损伤

多出现于能量平台使用不当时。此外,在清扫左侧喉返神经旁淋巴结时,需要助手持抓钳压迫气管膜部给予暴露,若用力过大可致气管膜部穿孔。此时,应立刻停止二氧化碳气胸,嘱咐麻醉师暂时脱开气管插管、停止呼吸机供氧,保证肺萎陷,迅速缝合穿孔处。

### 7.8.5 术中出血

RAE 术中易出血部位多见于支气管动脉、主动脉食管营养支、胃左动脉及脾脏。术者应在熟悉解剖层次的基础上谨慎操作,必要时采用钛夹或 Hemo-lock 夹闭出血处。若在腔镜下止血困难,应果断中转开放手术。

### 7.8.6 R2 切除

术前,术者应对食管原发肿瘤外侵程度及转移淋巴结彻底切除可能性做出准确的判断,尽可能避免姑息手术。推荐采用新辅助同步放化疗(nCRT)或者 nCT 联合手术,以提高进展期食管癌的根治性切除率及治疗效果。

### 7.8.7 术中心肺功能障碍

若患者术前合并哮喘病史、药物过敏史、心律失常及冠心病等,应做好全面的评估和应急预案。术中出现心肺功能障碍且经积极处理后呼吸及循环功能仍旧不稳定时,应果断终止手术。

## 7.9 术后管理

RAE 术后处理与传统 MIE 没有区别,具体可参见第 6 章。

## 7.10 结语

RAE 与传统开放手术和胸腔镜手术相比具有独特的优势。RAE 在安全、微创的基础上,有助于喉返神经链等重点区域淋巴结的彻底清扫。然而,RAE 在食管癌外科治疗中的具体作用及与开放、传统腔镜 MIE 比较,还需严格、规范的随机对照试验研究结果来证实。此外,机器人触觉反馈的研发、操作人员的专业培训、术中缩短装机时间及如何降低费用以便最大程度地惠及患者等问题亟待进一步优化。相信随着机器人系统装机数量增加及装机范围的扩展,RAE 在未来的食管癌外科治疗中将发挥更加重要的作用。

(李　斌)

 **参考文献**

1. Horgan S, Berger R A, Elli E F, et al. Robotic-assisted minimally invasive transhiatal esophagectomy [J]. Am Surg, 2003,69(7):624 - 626.

2. Deng H Y, Luo J, Li S X, et al. Does robot-assisted minimally invasive esophagectomy really have the advantage of lymphadenectomy over video-assisted minimally invasive esophagectomy in treating esophageal squamous cell carcinoma? A propensity score-matched analysis based on short-term outcomes [J]. Dis Esophagus, 2019,32(7):doy110.

3. Park S, Hwang Y, Lee H J, et al. Comparison of robot-assisted esophagectomy and thoracoscopic esophagectomy in esophageal squamous cell carcinoma [J]. J Thorac Dis, 2016,8(10):2853 - 2861.

4. Yang Y, Zhang X, Li B, et al. Robot-assisted esophagectomy (RAE) versus conventional minimally invasive esophagectomy (MIE) for resectable esophageal squamous cell carcinoma: protocol for a multicenter prospective randomized controlled trial (RAMIE trial, robot-assisted minimally invasive esophagectomy) [J]. BMC Cancer, 2019,19(1):608.

5. Guo X, Ye B, Yang Y, et al. Impact of unplanned events on early postoperative results of minimally invasive esophagectomy [J]. Thorac Cancer, 2018,9(1):94 - 98.

## 第8章

# 腔镜辅助下经纵隔路径食管癌切除术

## 8.1 引言

食管是一个纵隔内器官,其纵隔对应的区域淋巴结也都完全包裹在两侧的纵隔胸膜内。因此,我们完全有理由想象可以单纯经纵隔切除食管癌(trans-mediastinal esophagectomy,TME),而不需要经过胸膜腔。TME 比传统的经胸食管癌切除(trans-thoracic esophagectomy,TTE)有诸多好处:①没有对胸膜腔和肺脏的干扰因素,可以明显降低术后肺功能不全的发生率;②可以解决术后胸部切口疼痛的问题;③可以解决胸膜腔无法进入(胸腔手术史)或者肺功能极为低下($FEV_1 < 1L$)患者的食管癌手术问题;④食管替代物完全包裹于纵隔胸膜内,可以明显降低吻合口瘘的发生(待证实);⑤术中患者无须变换体位。

但要完成一个根治性的食管癌切除术,而非单纯食管拔脱术,需要克服很多困难,包括:①如何在纵隔狭小空间内实现可视化手术操作;②如何在狭小空间内完成肿瘤切除,尤其是双侧喉返神经旁淋巴结清扫;③如何避免术中发生严重的并发症,尤其是喉返神经损伤和出血。

为了克服以上难题,TME 经历了盲视下的食管拔脱术、传统开放纵隔镜下的食管癌切除术、二氧化碳纵隔充气辅助胸腔镜下食管癌切除术、二氧化碳纵隔充气机器人辅助下食管癌切除术等几个历史阶段。目前最主流的是经纵隔路径食管癌切除术,即二氧化碳充气下胸腔镜辅助经纵隔食管癌切除术。

## 8.2 经纵隔路径食管癌相关手术的命名及关键知识

### 8.2.1 手术名称

（1）内镜下切除术（endodissection），1993 年，德国。

（2）单孔纵隔镜淋巴结切除术（single-port mediastinoscopic lymphade-nectomy），2015 年，Fujiwara，日本。

（3）胸腔镜辅助纵隔镜食管切除术（thoracoscopic-assisted mediastino-scopic esophagectomy）。

（4）食管癌的经纵隔入路（trans-mediastinal approach for esophageal cancer），2019 年，Fujiwara，日本。

### 8.2.2 关键知识提示

（1）现代 TME 是可视下解剖性食管切除，可以是传统的非充气纵隔镜，但更常见的是 5 mm 直径的胸腹腔镜。

（2）二氧化碳充气已经成为此术式完成的必要条件。

（3）此术式是连同食管肿瘤和周围淋巴结一起的解剖性肿瘤切除。

## 8.3 患者选择

（1）外科可切除的 $T_{1\sim2}$ 期食管癌，$T_3$ 期食管癌应排除巨块型病例，此种病例很难获得满意的远端视野。

（2）对于一侧胸腔有手术病史、胸膜腔致密粘连、肺功能为边缘状态（$FEV_1$ 为 0.5～1 L）、严重畸形的患者尤其适用。

（3）有诱导治疗病史的患者并非手术禁忌，但应评估肿瘤并非巨块型，而且和周围组织界限清晰。

## 8.4 麻醉及器械条件

### 8.4.1 麻醉

采用全麻单腔气管插管。

### 8.4.2 非经胸颈-腹两路径上下解剖食管和胃

(1) 单孔颈部纵隔平台(见图8-1):5 mm 奥林巴斯四方向的胸腔镜、日本八光的切口保护套(8 cm)和密封盖,5 mm 的八光穿刺器 3 个,纵隔充气压力采用阶梯样增压(10 mmHg - 12 mmHg - 14 mmHg)。1 个 5 mm 的拨棒、1 把 Medtronic 的 Maryland-Ligursure 和 1 把带电凝头的可控吸引器。

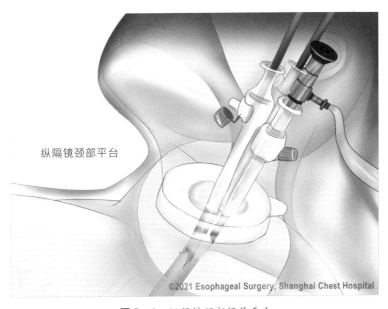

纵隔镜颈部平台

©2021 Esophageal Surgery, Shanghai Chest Hospital

图 8-1 纵隔镜颈部操作平台

(2) 腹部腔镜操作平台(见图8-2):5 mm 或 10 mm 的腹腔镜,5 个穿刺孔,所有的穿刺孔均在脐上,并按笑脸型排列,剑突下穿刺孔用于肝脏暴露和裂孔下纵隔显露。可以使用超声刀或 ligursure 作为能量器械。

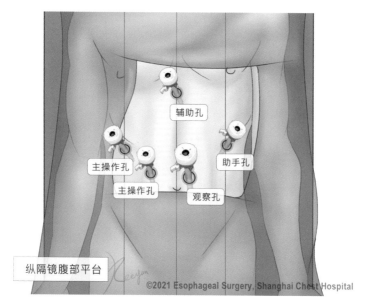

图 8-2　纵隔镜腹部操作平台

## 8.5　手术步骤

### 8.5.1　颈部单孔平台的建立

　　患者取平卧位,肩背部安放棉垫,头充分后仰。首先取左颈部 4 cm 斜切口,与胸锁乳突肌成 20°角,下缘距颈静脉切迹 2 cm(见图 8-3)。逐层切开皮肤、皮下组织,打开深筋膜,将左胸锁乳突肌向外牵拉,切断左侧肩胛舌骨肌、带状肌,显露气管左侧壁和颈动脉鞘,切断甲状腺中静脉和甲状腺下动脉。游离颈段食管并套带备用。由气管左侧清扫 101L 站淋巴结,分离显露左侧喉返神经(见图 8-4)并套带。放置 8 cm 切口保护套,保护套边缘位于胸锁乳突肌内侧、甲状腺外侧、胸骨头上方,保证完全将左颈的气管食管暴露出来。加盖密封盖。穿刺器位置设计成 110°角,观察孔位于中心,左手操作孔位于 10 点位置,右手在 6 点位置。

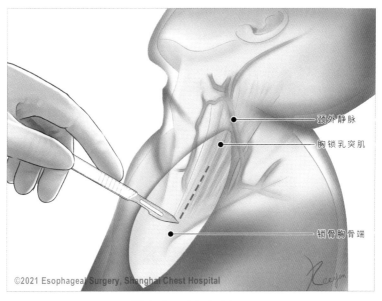

图 8-3　颈部皮肤切口

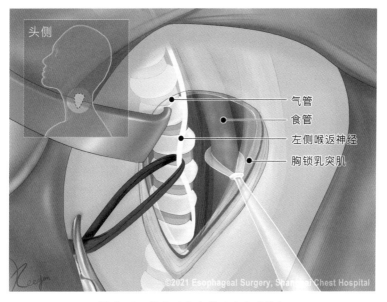

图 8-4　暴露颈段食管及左喉返神经

### 8.5.2 上纵隔(颈部至下肺静脉水平)操作

本操作为上海市胸科医院经验。

(1) 解剖食管和主动脉弓间隙(9~12点):连同左侧喉返神经将食管向前牵拉,可以结合顿性剥离(剥离子最好)建立组织间隙,将主动脉弓表面组织完全剥离至食管气管侧,直至显露左侧喉返神经的起始部(见图8-5)。

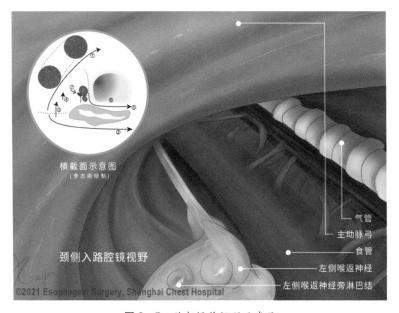

横截面示意图
(李志刚绘制)

颈侧入路腔镜视野

©2021 Esophageal Surgery, Shanghai Chest Hospital

气管
主动脉弓
食管
左侧喉返神经
左侧喉返神经旁淋巴结

**图8-5 胸部操作视野及步骤**

(2) 解剖食管后与脊柱间隙,远至奇静脉弓和右支气管动脉(5~7点):保留9点位置主动脉弓与食管间连接组织,利于食管后方空间暴露。将食管向上挑起,用Ligarsure分离解剖食管后侧,显露脊柱前筋膜、胸导管上纵隔段、右侧支气管动脉(保留)、奇静脉弓部分。继续向远侧可见从左到右排列的降主动脉-胸导管-奇静脉。

(3) 解剖食管左侧,显露胸导管及远端左主支气管(8~9点):此时可以打断前面保留的连接组织,彻底将食管左侧完全游离。

(4) 解剖左喉返神经起始部(绕弓位置)(9点):解剖左喉返神经的起始部,分离左主支气管与食管间连接,可以尝试暴露肺动脉,并清扫106tbL组淋巴结,但并非必须。

（5）解剖气管食管间隙（12～3 点）：此时可以适当将食管套带向左牵拉,由此处向远侧分离气管食管间隙；同时应将气管左前方、左侧、气管食管间隙的所有组织解剖并推向食管侧,此时清扫左喉返神经周围的淋巴结（106recL 组）尤其重要。完全的气管左侧和后方游离不会造成气管缺血。向远方注意显露解剖左主支气管,此时可能看见左主支气管动脉,并离断。游离至食管右侧时可见右侧纵隔胸膜和右迷走神经,向上可见右锁骨下动脉,部分患者可见右喉返神经的起始部。但清扫 106recR 组淋巴结仍建议在颈部完成,至远侧隆突下。

（6）清扫隆突下淋巴结（12 点）：经上纵隔清扫隆突下淋巴结需要在隆突下建立气管与淋巴结之间的突破口,有时需要使用电钩,然后需要依靠 Ligersure 缓慢分离来完成此处淋巴结的清扫。

（7）解剖左侧喉返神经并与食管脱离,继续游离食管至下肺静脉水平（10 点）：此时需要见到左喉返神经与周围淋巴结和食管脱离,一般我们使用分离钳和剪刀依次完成,因为前面在颈部已经分离了左喉返神经,所以操作相对简便,解剖完成后 106recL 组淋巴结可以完全脱离左喉返神经并与食管相连。然后,可以在此游离食管至下肺静脉水平。

### 8.5.3　腹部胃游离和下纵隔操作

通常选择在腹部置 5 个操作孔,并且均在脐以上。上海市胸科医院通常只使用常规腹腔镜器械完成下纵隔解剖。腹腔镜观察孔位置选择在脐左侧脐上各 2～4 cm 处,然后以此对应完成呈笑脸样弧形 4 个操作孔,并于剑突下另外置 1 个操作孔,用于牵拉肝脏和纵隔前壁。首先常规游离胃,完成后胃食管交接区可以由助手将套带向下牵拉,然后顺次向上游离,并与上纵隔游离平面会师。注意清扫下段食管旁（第 110 组）和膈肌上淋巴结（第 111 组）。

### 8.5.4　吻合

通常在上腹部做一个 8 cm 长的小切口,在体外完成管胃的制作。一般会选择制作宽度为 3～4 cm 的管胃,然后经后纵隔路径上提,牵拉至左颈部后使用 21～25 号圆形吻合器予以吻合。

### 8.5.5 右侧颈部淋巴结清扫

完成清扫右侧颈部淋巴结(106recR + 101R)清扫。完成颈部吻合后,将患者头颈偏向左侧,在胸锁乳突肌前缘做斜切口,显露右侧颈动脉鞘内侧的101R 淋巴结,向下清扫淋巴结,务必至胸膜腔内,清扫 106recR 组淋巴结,向外侧应至 104R 组淋巴结,并暴露和保护右侧喉返神经。

## 8.6 术后管理

TME 食管癌患者的术后管理与常规食管癌患者的术后管理没有区别。

## 8.7 结语

充气纵隔镜辅助下的食管癌切除(TME)是一种非常有用的手术方式,在一定的硬件支持下,对于特殊条件的患者可以获得非常满意的临床效果。

在完成经颈部充气纵隔镜辅助下食管切除术时有以下几点建议:①右侧 106recR 组淋巴结仍然建议从颈部清扫,因为这样操作非常简单,花费时间比经胸更短,而且可以顺带清扫 101R、104R 组淋巴结,这是经纵隔镜无法完成的;②左侧喉返神经最易损伤,原因与无意识牵拉和挤压有关,建议使用喉返神经监测手段,这样在意外压迫时可以及时改变操作方式;③106tbL组淋巴结是清扫最为困难的部分,通常不建议常规清扫,除非非常容易清扫,因属于肺部淋巴结,转移率极低;④经上纵隔务必向下游离解剖至下肺静脉,这样经腹操作就非常容易了;⑤目前是否经胸骨后上提胃会获得更好的临床结果仍不确定。

(华 荣,李志刚)

📖 **参考文献**

1. Fujiwara H, Shiozaki A, Konishi H, et al. Transmediastinal approach for esophageal cancer: A new trend toward radical surgery [J]. Asian J Endosc Surg, 2019,12(1):

30 - 36.

2. Yoshimura S，Mori K，Yamagata Y，et al. Quality of life after robot-assisted transmediastinal radical surgery for esophageal cancer ［J］. Surg Endosc，2018，32 (5)：2249 - 2254.

3. Fujiwara H，Shiozaki A，Konishi H，et al. Perioperative outcomes of single-port mediastinoscope-assisted transhiatal esophagectomy for thoracic esophageal cancer ［J］. Dis Esophagus，2017，30(10)：1 - 8.

4. Fujiwara H，Shiozaki A，Konishi H，et al. Hand-assisted laparoscopic transhiatal esophagectomy with a systematic procedure for en bloc infracarinal lymph node dissection ［J］. Dis Esophagus，2016，29(2)：131 - 138.

5. Mori K，Yamagata Y，Aikou S，et al. Short-term outcomes of robotic radical esophagectomy for esophageal cancer by a nontransthoracic approach compared with conventional transthoracic surgery ［J］. Dis Esophagus，2016，29(5)：429 - 434.

6. Shiozaki A，Fujiwara H，Konishi H，et al. Novel technique for dissection of subcarinal and main bronchial lymph nodes using a laparoscopic transhiatal approach for esophageal cancer ［J］. Anticancer Res，2013，33(6)：2577 - 2585.

## 第9章

# 食管胃结合部腺癌的微创手术：Ivor Lewis 篇

## 9.1 引言

在胃癌发病率和病死率呈下降趋势的背景下，食管胃结合部腺癌（AEG）的发病率却在世界范围内逐年增高，成为近年来消化肿瘤领域的关注热点。随着从不同专业方向的深入、交叉及融合研究，AEG 的相关理念在不断地变迁和更新。Siewert Ⅰ型 AEG 类属下段食管腺癌，由胸外科医师行手术；Siewert Ⅲ型 AEG 归于胃底癌，多应由胃外科医师完成手术；对于Siewert Ⅱ型 AEG，胃外科医师多采用单纯腹部切口完成肿瘤切除和经裂孔消化道重建，而胸外科医师既往多采用左胸路径完成手术。近年来，随着对Siewert Ⅱ型 AEG 淋巴结转移规律的深入认识和微创技术的不断完善，胸腹腔镜联合（Ivor-Lewis）AEG 切除逐渐成为该类疾病的热点术式，并有望成为主流。

## 9.2 AEG 分型分类

### 9.2.1 Nishi 分型

Nishi 分型主要在日本应用，国内几乎未采用，故在此不再赘述。

### 9.2.2 Siewert 分型

Siewert 分型是慕尼黑科技大学 Siewert 教授于 1987 年首先提出的，它包含了食管胃连接部（EGJ）远端和近端 5 cm 范围内的肿瘤。根据肿瘤中心点距离 EGJ 的距离，将 AEG 分为 Siewen Ⅰ 型（EGJ 近端 1～5 cm 范围内）、Siewert Ⅱ 型（EGJ 近端 1 cm 至远端 2 cm）以及 Siewert Ⅲ 型（EGJ 远端 2～5 cm），如图 9-1 所示。该分型分别在 1995 年举办的第 7 届国际食管疾病协会和 1997 年举办的第 2 届国际胃癌大会的共识会议中得到批准，自此在国际上得到了广泛认可。

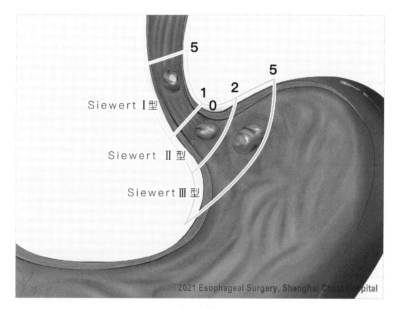

图 9-1　AEG Siewert 分型

### 9.2.3　AJCC 分型

2017 年 AJCC 发布的第 8 版食管癌和食管胃结合部癌分期调整了 AEG 解剖范围，由第 7 版的"肿瘤中心点距 EGJ 5 cm 以内的近端胃，同时侵犯 EGJ"变更为第 8 版的"肿瘤中心点距 EGJ 2 cm 以内的近端胃，同时侵犯 EGJ"。

## 9.3　患者的选择

$cT_{1～3}$ Siewert Ⅱ 型 AEG 并未合并融合巨大的转移淋巴结，理论上均可以接受胸腹腔镜联合微创手术。但对肿块巨大（cT₄期）、既往已接受放化疗且肿瘤退缩不明显或伴随或联合器官切除可能的患者，推荐行开放手术。另外特别强调一点，对于计划在腹腔内完成管胃制作的患者，应该尽量选择比较局限的病灶，笔者推荐 $T_{1\sim2}$ 期、EGJ 远端累及程度≤3 cm，这样可以更从容地在腔镜下制作管胃，并保证充分的切缘距离。但对所有的患者应慎重确定远端切缘，如有疑虑应当机立断开腹确认切缘，并可能更改手术方式。

## 9.4 术前评估

胸腹部增强 CT、颈部超声、PET/CT、上消化道内镜、超声胃镜、上消化道钡餐造影和心肺功能检查。其中消化道内镜尤为重要，因如果在腹腔内完成肿瘤远端确认、近端胃切除和管胃制作，术前胃镜可以对肿瘤的范围有充分的估计，而且最好用黏膜夹预先做标记。如果是在小切口辅助下完成管胃制作的，则相对简单些。

## 9.5 麻醉及体位

常规先完成腹部操作，后完成胸部操作。麻醉推荐选择单腔气管插管＋阻塞导管，腹部操作时选择平卧位，呈头高脚低斜坡位，人工气腹14 mmHg。胸部选择左侧卧位，身体前倾 30°角，右上肢上扬似自由泳状，腋窝充分显露（见图 9 - 2），术中右侧人工气胸辅助暴露（6～8 mmHg）。

## 9.6 手术技术

### 9.6.1 腹部操作

#### 9.6.1.1 体位及戳卡设置

参考第 6 章内容。腹部打孔与常规 McKeown 一致。胸部略有差异，由于操作范围会偏低一些，术者站在腹侧。右手孔 1：一般在腋中线与腋后线

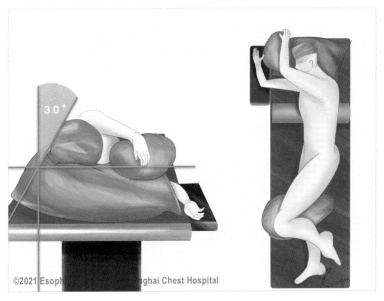

图 9-2 胸部操作体位

之间第 3 或第 4 肋间;左手孔 1:肩胛下角下 1~2 cm;左手孔 2(也可以作为镜孔):腋中线和腋后线之间的第 7 肋间;左手孔 3(镜孔):肩胛下角线第 9 肋间。

### 9.6.1.2 腹部操作流程

同第 6 章操作步骤。

(1) 胃大弯侧游离:先向左至脾胃韧带和左侧膈脚,向右解剖胃结肠韧带至结肠肝区,甚至暴露十二指肠侧腹膜;然后将胃掀起,游离至幽门及十二指肠起始部。这一步骤非常关键,为后面腹腔内管胃制作奠定了坚实的基础。

(2) 经大弯或小弯侧胃左动脉游离及周围淋巴结清扫,并清扫脾动脉至脾门,完成胃后韧带离断。

(3) 解剖膈食管裂孔。

(4) 管胃制作:适当游离胃小弯至幽门上 2~4 cm,在此处开始制作管胃。可以在完全腹腔镜下完成管胃制作,但不离断,待胸部操作时将管胃和瘤体一并拖入胸腔。采用腔镜直线型切割缝合器自胃小弯胃右动脉以远侧向胃底方向推进,将胃小弯连带脂肪组织一并裁剪,保持管胃直径 3~5 cm。

也可以参照 McKeown 手术,在剑突下做一个 3 cm 小切口,在开放下完成管胃制作,不能在胃食管交接区离断。因此处恰恰是肿瘤所在处,即便是在开放下完成管胃制作,也要从小弯远端开始,并最终将管胃顶端与小弯残端连接缝合。

### 9.6.2 胸部操作

#### 9.6.2.1 腔镜放置和患者的体位

同第 6 章内容。由于 Ivor-Lewis 的整体操作会相对低一点,所以各个戳卡的设置相比颈胸腹三切口的胸部操作可略低一点。

#### 9.6.2.2 主要操作流程

(1) 中下段食管游离:通常建议离断奇静脉,充分游离食管是获得满意吻合效果的最重要因素,尤其是 Overlap 吻合。

(2) 隆突下淋巴结清扫:建议清扫自隆突下所有的纵隔淋巴结,包括107、108、109L、109R、110、111 组,尤其要注意 111 组淋巴结的清扫,此处淋巴结的转移率最高。虽然日本学者最新的研究提示上纵隔也有淋巴结转移发生,但并不建议常规清扫。

(3) 腔镜下进行食管-胃机械吻合(此处并不包含机器人辅助下的胸腔内吻合技术):目前腔镜下食管胃手工吻合应用不多,更多是采用机械圆形吻合器吻合或者直线型缝合器 Overlap 吻合。本章着重介绍直线型切割缝合器 Overlap 吻合方法。而 Overlap 又分为自牵引法(即先吻合再切除食管)和常规方法(先切除食管再吻合)两种,笔者在这里重点介绍后一种,具体手术步骤如下。

①切除肿瘤:理论上应在肿瘤上方 5 cm 处离断食管,以确保切缘安全,但在实际操作中很难在食管外确定病变上缘,因此只能估计。如肿瘤向上累及多(如至下肺静脉水平),可能需要更高的吻合位置。应注意的是,Overlap 吻合方法需至少 5 cm 的游离食管,所以此时应确保食管不能高于隆突处离断,通常会在隆突下 2~4 cm 处用绿色钉高的直线切割缝合器离断食管,然后即刻在胸腔内或胸腔外确定肿瘤的切缘。②固定胃食管相对位置:这是 Overlap 吻合方法成功的关键环节。通常我们将胃安置于食管的下方,实际上是偏左侧(对侧),胃与食管至少交错 7 cm,如果食管回缩,那么

应当尽量将食管牵向下方，以获得满意的重叠距离。然后在交错的食管顶端和中间各固定1针。③建立共同开口：在食管残端中点用剪刀剪开深度约5 mm的缺口，清晰暴露食管黏膜，然后距食管断端1 cm以外对应食管缺口位置电钩烧开直径1 cm的造口，偏向大弯侧最佳，用吸引器彻底清理胃内容物后，将食管缺口后壁和胃造口近端切缘缝合1针，以进一步固定共同开口（见图9-3）。④吻合胃食管后壁：使用60 mm蓝钉直线切割缝合器由共同开口置入，尽量将吻合线偏向大弯侧，完成继发，撤枪后，可以从共同开口观察两侧切割缘的完整性以及是否有出血。在直视下将胃管安置到位（见图9-4）。⑤关闭共同开口：目前笔者倾向使用倒刺缝线连续关闭共同开口，此方法简单易行。最后浆肌层可间断加固几针，但吻合口侧壁无须进一步加固缝合（见图9-5）。

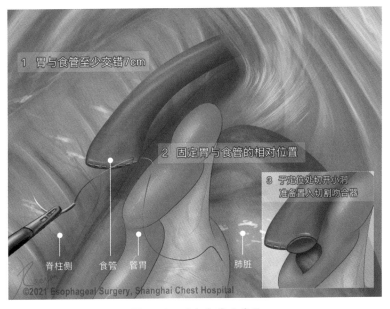

图9-3　固定食管及管胃

　　Overlap方法的优点：无须在胸部辅助小切口，主要操作均可以在腔镜乔卡下完成，并可以全程辅助人工气胸，视野清晰、干净。另外，此种吻合方式吻合口宽大，术后狭窄发生率低。由于吻合口张力分散于斜形平面，术后吻合口瘘发生率也低。

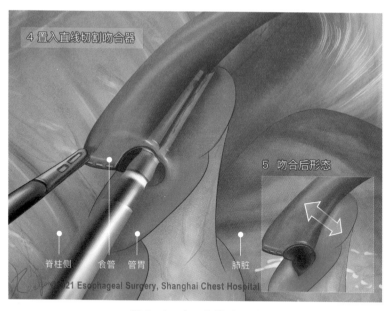

图9-4　建立食管胃通道

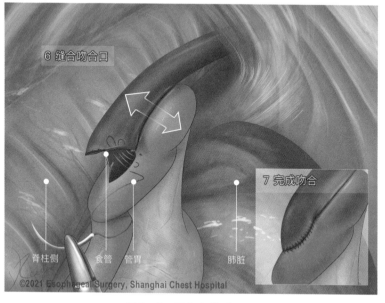

图9-5　闭合食管胃开口

## 9.7　结语

　　Siewert Ⅱ型 AEG 淋巴结转移以腹腔为主，胸腔下段食管旁和膈肌旁等中下纵隔区域淋巴结转移率较低。单纯经腹手术特别是腹腔镜下操作，由于膈肌裂孔区域空间狭小，对轻松完成胃食管 Overlap 吻合有挑战。左胸路径完成手术无疑创伤相对较大，且腹腔淋巴结系统性清扫便捷性不够。无论从保证原发肿瘤上下切缘的足够距离，还是局域淋巴结清扫的彻底性和方便性来讲，胸腹腔镜联合（Ivor-Lewis）AEG 切除术无疑是治疗该类疾病的理想术式。

（郭旭峰）

　参考文献

1. 国际食管疾病学会中国分会（CSDE）食管胃结合部疾病跨界联盟. 食管胃结合部腺癌外科治疗中国专家共识（2018 年版）[J]. 中华胃肠外科杂志，2018，21（9）：961 - 975.

2. Kurokawa Y，Takeuchi H，Doki Y，et al. Mapping of lymph node metastasis from esophagogastric junction tumors：a prospective nationwide multicenter study [J]. Ann Surg，2021，274（1）：120 - 127.

3. Siewert J R，Stein H J. Classification of adenocarcinoma of the oesophagogastric junction [J]. Br J Surg，1998，85：1457 - 1459.

4. Mariette C，Piessen G，Briez N，et al. Oesophagogastric junction adenocarcinoma：which therapeutic approach [J]. Lancet Oncol，2011，12：296 - 305.

5. Yanni F，Singh P，Tewari N，et al. Comparison of outcomes with semi-mechanical and circular stapled intrathoracic esophagogastric anastomosis following esophagectomy [J]. World J Surg，2019，43（10）：2483 - 2489.

## 第 10 章

# 结肠代食管技术

## 10.1 引言

食管切除后行上消化道重建的替代物种类很多,虽然胃是最为常用的选择,但在一些特殊情况下仍然会以结肠、空肠等其他替代物。这些特殊情况包括胃无法使用和胃代食管失败后的挽救性手术。另外,即使胃可以使用,以结肠代食管手术(colonic interposition for esophagus)也可以成为备选方案。鉴于结肠具有自身的优势,包括相对恒定的血液供应、耐酸、长度充裕和允许保留胃的容纳功能,使得患者术后生活质量得到改善,结肠代食管手术对于年轻患者尤其适用。但结肠代食管手术比胃代食管更复杂,除增加吻合数量外,一般结肠代食管患者本身的疾病特点都比较复杂,因此会相应增加手术的复杂性和并发症的发生率。但在熟练掌握手术技术的中心,结肠代食管的吻合口瘘发生率并不高于胃代食管。

自从 1911 年 Kelling 率先使用结肠重建食管切除后的消化道缺损后,此项技术即成为食管外科的重要技术手段。我国最早由福州协和医院李温仁教授于 1959 年开展此项外科手术,1963 年顾恺时教授开始在上海市胸科医院开展结肠代食管手术治疗食管癌。

## 10.2 手术适应证

(1) 食管化学伤的年轻患者,首选结肠间置代食管手术,可以保留胃的容纳消化功能;其他为长段食管闭锁、恶性食管-气管瘘、食管静脉曲张、食管穿孔以及贲门失弛缓症等良性食管疾病的患者。

（2）既往曾接受过胃切除手术（含短期内胃代食管失败和有胃切除手术史患者），或者胃有其他的严重疾病（如严重的腐蚀性损伤、广泛胃息肉等）的患者，发生食管恶性肿瘤等疾病而需要行食管切除术时常采用结肠代食管术重建消化道。

（3）胃-食管双源癌患者。

## 10.3　手术基本原则

在实施结肠代食管手术时应全面考虑以下问题。

（1）选取结肠的位置和对应血供来源：目前逆蠕动几乎很少使用，因此不在讨论范围之内。

（2）结肠上提路径：胸骨后、皮下、胸腔食管床是最常见的选择顺序。

（3）结肠食管（结肠/下咽）吻合方式，端端吻合术后迂曲梗阻并发症会更少。

（4）残胃处理：如果是食管癌至少应予以残胃周围淋巴结清扫。保留残胃的结肠-胃吻合更多在胸科医院采用。

（5）结肠-胃、结肠-空肠吻合方式：用 29 号的圆形吻合器吻合或者手工吻合最为常用。

（6）结肠-结肠或者结肠-回肠吻合：笔者更喜欢直线吻合器的 T 形吻合，安全快速。

（7）营养管放置：如果之前有空肠造瘘，建议保留；如果没有，笔者通常乐于使用鼻肠管，既能保证营养供给，又能在早期进行有效的肠道引流。

（8）腹腔引流至关重要：通常在上腹部和下腹部各放置 1 根引流管，以保证腹腔 2 个吻合口都能在引流区域内。

## 10.4　重点手术技术

### 10.4.1　术前肠道准备原则

术前肠道准备仍是目前结肠代食管术前准备的最重要内容，上海市胸科医院目前仍延续传统的准备方法,即术前 1 日口服甲硝唑+庆大霉素 5 次(服药时间分别在术前 1 天下午 13∶00、15∶00、17∶00、19∶00、21∶00),术前下午 15∶00 点口服甘露醇 500 mL,晚间清洁灌肠 1 次,术晨再次清洁灌肠 1 次;如果术前 3 天行代餐无渣饮食会更好。复方聚乙二醇电解质散是肠镜检查前肠道准备的新制剂,口服该制剂也可以达到结肠代食管手术的肠道准备要求。近几年,上海市胸科医院也有部分结肠代食管患者采用这种方式做肠道准备。

### 10.4.2　麻醉和手术进路

　　手术采用全麻气管插管,如需进胸则采用双腔气管插管或采用胸腔镜辅助下食管切除术的麻醉方式,若选择颈、腹两切口胸骨后通道则仅行单腔气管插管。绝大多数患者结肠均走行于胸骨后通道(除非患者为左胸进路切除全胃及下段食管或残胃-贲门-食管复发癌手术,结肠走行于食管床),并在颈部吻合。如为肿瘤患者,一般选择先进胸切除食管肿瘤,然后翻身取平卧位完成重建;如为食管化学伤良性病变,多选择直接颈、腹两切口结肠旁路手术加食管旷置。

### 10.4.3　结肠游离及准备

　　(1) 结肠游离:完全游离左、右半结肠及横结肠:首先沿横结肠离断大网膜,并向两侧延伸,离断结肠肝曲和脾曲韧带,进而向下切开结肠侧腹膜,将结肠充分游离至肠系膜根部,注意勿损伤血管弓。左侧游离结肠至乙状结肠起始部,右侧至回盲部。如考虑使用回结肠,还需游离回盲部和一部分回肠系膜。既往有胃手术史患者,要小心保护结肠系膜不受损伤,尤其是结肠右血管的细小支,这些细小支有可能是结肠中血管和回结肠血管间的唯一交通支。

　　(2) 离断血管:利用透照试验及触诊辨认结肠的主要供血管及血管祥完整性。如选择结肠左动脉升支供血顺蠕动,则试着阻断结肠中动脉及移植肠管两端,观察肠管血供;如选择升结肠和回肠顺蠕动重建,则阻断回结肠动脉和回肠远端,观察结肠中动脉供血情况。确定血管长度及供血可靠后,离断肠系膜和血管,原则上宁长勿短。

### 10.4.4　消化道重建

　　游离胸骨后隧道并上提结肠:切开附着在胸骨柄上缘的颈深筋膜和附着在剑突后的肌肉,用手指或压肠板紧贴胸骨后方向上及两侧做钝性分离,推开左、右胸膜宽度约 5 cm,分离时应尽量避免损伤左右胸膜,防止发生气胸,并避免术后结肠疝入胸腔。将移植结肠经胸骨后隧道上提到颈部(见图 10-1),牵引结肠时,边牵拉边推送,注意结肠方向勿扭曲,勿使血管弓承受过大的张力,从而保证间置肠段血运,到达颈部后仔细观察肠管断端颜色及小动脉有无搏动。如发现血运不好,要将肠管退回,调整肠管位置后再次上提。在胸廓入口处,只要带状肌彻底切断,极少有胸廓出口需要额外扩大。若遇胸锁关节肥大者,需做部分胸锁关节切除以扩大胸腔入口,避免压迫结肠发生坏死。部分特殊患者在无法选用胸骨后路径上提时,也可以选择胸前皮下路径。

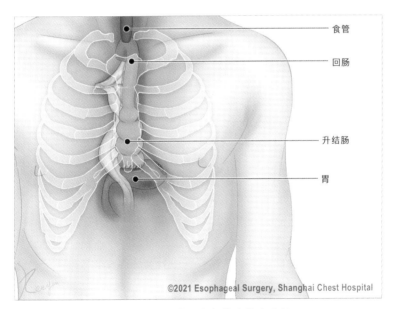

食管

回肠

升结肠

胃

©2021 Esophageal Surgery, Shanghai Chest Hospital

**图 10-1　回结肠代食管胸骨后路径**

　　移植结肠近端与食管做端端吻合,远端与胃或空肠做端侧吻合。如移植肠管过长容易存留食物,常引起食后呕吐。为此,颈部吻合后常需要经腹稍向下拉展肠管,强调间置肠管伸展呈自然状态,血管蒂越松弛供血越好;腹腔内结肠或结肠-回肠做端端或端侧吻合,注意使吻合口避开脊柱,适当固定于后腹膜屈氏韧带以上,并严密缝合肠系膜以防发生术后内疝。常规经口将胃管及十二指肠营养管分别送到胃及十二指肠内,或在吻合前经肠管逆行置入。

## 10.5　回结肠代食管术

近年来,上海市胸科医院多采用结肠右动脉和(或)结肠中动脉作为供血管,经胸骨后路径回结肠代食管术,更为简单易行,术后吻合口瘘等并发症减少,患者生活质量明显改善。

### 10.5.1　回结肠代食管的具体优势

(1) 由于保留了部分末端回肠,该术式可提供足够长度的移植肠管来替代食管。

(2) 传统横结肠并左半结肠游离,面临脾脏、胰尾等重要器官及保留血管的影响;而结肠肝曲的游离易于结肠脾曲,有利于降低手术的复杂性。

(3) 颈部为食管-回肠吻合,两者口径接近,方便手工或机械吻合。

(4) 移植肠管为顺蠕动,符合正常消化道排空方向。

(5) 移植肠管的回盲瓣有助于减轻消化液及食物反流。

(6) 该术式保留了横结肠、降结肠和乙状结肠,对术后排便功能影响较轻,术后腹泻症状也较少。

(7) 与传统横结肠并左半结肠代食管术相比,患者术后口腔异味明显减轻。

(8) 部分患者单纯离断回结肠动脉,采用结肠中动脉、保留结肠右动脉双重供血,可在保证移植肠管满意血供的同时,不影响回结肠的上提高度。

### 10.5.2　具体技术要点

(1) 患者取仰卧位,上腹正中切口游离横结肠、升结肠及末端回肠,注意保护结肠中动脉以及横结肠、升结肠和末端回肠近肠管系膜的交通血管。

（2）为避免术后阑尾原发肿瘤和阑尾炎的发生，建议常规切除阑尾。

（3）于近端阻断回结肠动脉和回肠动脉第 1 支和第 2 支 10～20 min，观察结肠中动脉至升结肠及回结肠动脉的侧支循环情况，判断拟游离肠祥血运（见图 10‑2）。如肠祥血运佳，则可采用；如血运不佳则放弃该术式，另选择其他结肠段，或者行回结肠血管与乳内动静脉的外增压（supercharge）血管重建。术中应重点观察末端回肠血运，以期利用最大长度的末端回肠。于血运良好区段离断末端回肠，横结肠则在完成颈部食管结肠吻合后再行离断。

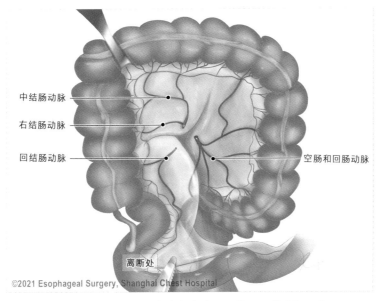

图 10‑2　回结肠代食管术中移植肠祥供血管选择示意

（4）经胸骨后隧道按顺蠕动方向上提回结肠段至左颈部，行食管‑回肠吻合。将吻合后的间置结肠适当下拉后，在剑突下 4 cm 左右离断横结肠，行间置结肠‑胃/空肠吻合，末端回肠‑结肠吻合，完成全部消化道重建。

## 10.6　结肠代食管术的选择策略

结肠代食管手术比胃代食管更为复杂、费时，除了需要同时完成结肠‑

食管、结肠-结肠以及结肠-胃/空肠 3 个吻合外,结肠代食管患者本身的疾病一般也比较复杂,因此会增加手术的复杂性和并发症的发生率。这里笔者结合上海市胸科医院结肠代食管操作经验,将该术式包含的重点内容逐一讨论如下。

### 10.6.1　间置结肠的选择

间置结肠段的选择主要根据结肠系膜血管的正常解剖、供血状态和手术所需结肠段的长度而定。经典选择为结肠左动脉升支作为间置结肠段供血管,并取降结肠、横结肠段做顺蠕动向移植;但经常会面临结肠过短的情况。与日本的多数中心一样,上海市胸科医院更常用回结肠间置,即使用结肠中动脉供血、升结肠回肠上提顺蠕动,此法有上提肠管张力小、回肠血供好、吻合口瘘发生率低的特点,治疗结果良好。

### 10.6.2　结肠上提路径的选择

目前,临床上较常使用的结肠移植路径有胸骨后、胸前皮下、经食管床等几种。上海市胸科医院主要采用胸骨后路径。采用胸骨后路径较少影响心肺循环、呼吸功能,患者术后心肺负担小,恢复相对较快,可提高患者的生活质量。从手术角度看,结肠距离体表近,操作容易,上提过程几乎没有扭转的可能,一旦出现术后移植物坏死处理也简单。另外,相比较皮下创面更为美观。

### 10.6.3　腹腔内重建

由于结肠代食管患者中很大一部分是既往有胃手术史的食管恶性肿瘤患者,并且其中一大部分患者是根治性放化疗后失败的病例。手术挑战包括食管肿瘤切除和腹腔重建两个环节。腹腔内间置结肠远端与消化道的连接方式需根据实际情况而定,对中下段食管癌腹腔内有淋巴结转移可能的,尽可能行残胃切除和淋巴结清扫,间置结肠远端与空肠吻合。如残胃因各种原因需要保留,那么结肠远端可以与残胃吻合。如吻合路径困难,可行结肠-空肠吻合,但旷置的残胃需造瘘减压。

### 10.6.4 术后并发症

结肠代食管术虽然手术操作复杂,但移植物坏死、吻合口并发症、患者病死率在上海市胸科医院并没有明显高于胃代食管重建,这可能与结肠相对充足均衡的血供有关。结肠代食管患者的远期生存率和病死率与胃代食管患者并无明显区别,但其术后长期生活质量却比其他脏器代食管者为优。因此,近年来对结肠代食管手术适应证有所放宽,病例数逐步增加,国外有文献报道占同期代食管病例数的 10%～18.5%。

## 10.7 结语

结肠代食管是食管外科必备的重建技术,虽然手术较复杂,但患者的早期病死率并不高于胃代食管手术。选择合适的患者、精细的手术操作是降低术后并发症发生的重要因素。

(华　荣,李志刚)

### 📖 参考文献

1. 华荣,茅腾,赵珩,等.结肠代食管消化道重建术疗效分析[J].中华胸部外科电子杂志,2015,2(4):227－231.
2. 高尚志,程邦昌,涂仲凡,等.提高结肠代食管术疗效的经验总结[J].中华胸心血管外科杂志,2003,19(6):338－340.
3. 程邦昌,夏军,刘昔平,等.结肠代食管术后远期并发症的观察[J].中华外科杂志,2007,45(2):118－120.
4. Mine S, Udagawa H, Tsutsumi K, et al. Colon interposition after esophagectomy with extended lymphadenectomy for esophageal cancer [J]. Ann Thorac Surg, 2009, 88(5):1647－1653.
5. 郭旭峰,华荣,孙益峰,等.回结肠代食管术 34 例临床分析[J].中华外科杂志,2018,56(4):299－302.

## 第 11 章

# 游离空肠间置代食管技术

## 11.1 引言

食管切除或毁损后均需要替代物重建,通常情况下胃是最常用的替代物,主要因为胃获取容易、血供稳定,经过一定的裁剪后可以上提至颈部任何位置。但胃代食管上提后也会带来一些负面的生理改变,如胃酸反流、排空障碍、细管胃造成早期进食量下降以及长期营养不良等。当胃无法作为食管的替代物时,通常结肠是第二选择。结肠可以上提至颈部,完成绝大多数的消化道重建。当然,长段的带蒂空肠间置也被一些学者采用,但并不常见。

在一些特殊情况下,需要切除或修复的食管仅局限在颈部,这时如果采用全食管切除 + 胃代重建,对患者的上消化道生理功能影响太大,此时游离空肠间置不失为最好的重建方法。上海市胸科医院黄偶麟教授在 20 世纪 70 年代率先在国内开展游离空肠间置技术。

游离空肠间置代食管手术(free jejunal interposition for esophagus):取一段空肠间置移植至颈部,其上下与食管或口底吻合完成消化道连接,并将间置空肠动静脉与颈部血管重建吻合,完成异位血供。

游离空肠的优点:完全保留胃、贲门、胸段食管的生理结构和功能,患者术后的生活质量得到最大的保证。空肠血运好,与食管口径相似,术后出现吻合口瘘的概率低。

## 11.2 患者选择

(1)颈段食管癌/下咽癌,肿瘤下缘不低于颈静脉切迹为最佳适应证。

（2）部分肿瘤下缘低于颈静脉切迹者,可以通过附加部分胸骨劈开完成游离空肠间置并清扫颈部和上纵隔淋巴结。

（3）食管癌颈部吻合口顽固性狭窄。

（4）任何颈段食管环周节段切除,但无法局部修复的病变。

## 11.3　手术禁忌证

（1）颈部有放疗病史且软组织僵硬的患者。

（2）供血管区域曾经有手术史（颈部淋巴结清扫、甲状腺手术）,无法保障顺利血管重建。

## 11.4　术前评估

（1）如果是食管癌,应对肿瘤做出系统的评估,颈部增强 CT、PET/CT、上消化道内镜、支气管镜应是必不可少的检查项目,因为颈段食管癌极易侵犯气管膜部。

（2）如果食管癌上缘累及食管开口,尤其是环后区域甚至下咽肿瘤,则应行纤维或硬质喉镜检查,以确定病变的上缘和保喉的可能。

（3）如果行保喉手术治疗,术前应行喉镜检查记录声带运动情况。

## 11.5　麻醉与体位

（1）通常选择全麻单腔气管插管,如果行全喉全咽颈段食管切除,需准备台上插管和延长管道。因为手术涉及颈部,所以需要建立腋静脉或股静脉循环通道,而非颈内静脉穿刺。

（2）患者取平卧位,肩背部垫高,颈充分后仰,以暴露手术区域。

## 11.6　手术过程

### 11.6.1　颈部操作

首先,做颈部衣领切口,并向后沿胸锁乳突肌前缘延伸至乳突水平,充分探查颈部食管病变。如果颈部病变累及胸廓出口水平,应另做胸骨上部部分劈开至第2肋,充分显露术野(见图 11-1)。如病变不累及下咽,则选择经左侧颈动脉鞘内侧缘进路,显露颈段食管,并套带备用。应行双侧颈部淋巴结清扫。在行双侧颈清时应细致解剖和保留受体动脉和静脉备用(颈部空肠常用受体血管选择见表 11-1)。其次,可以切除颈段食管,送术中病理检查,以了解切缘状况并在上下切端安放吻合器钉砧(21~25 号)备用,也可以选择手工吻合。

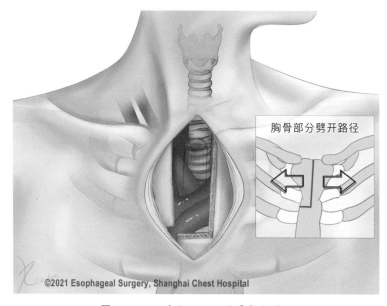

图 11-1 颈部切口附加胸骨部分劈开

表 11-1 颈部空肠常用受体血管选择

| 动 脉 | 静 脉 |
|---|---|
| ● 颈横动脉(常用) | ● 颈外静脉(常用) |
| ● 甲状腺上动脉 | ● 颈内静脉(常用) |
| ● 面动脉 | |
| ● 颈总动脉(少用) | |

## 11.6.2 间置空肠获取和重建

（1）取上腹部正中切口，通过透光试验（见图 11 - 2）选取第 2 或第 3 支空肠动脉对应肠管为移植肠段，尽量靠近肠系膜上动脉离断动静脉，近心端缝扎，远心端用血管夹临时阻断。然后，以此空肠动脉为中心向两侧展开15～20 cm，缝线标记近端（见图 11 - 3）。取下的空肠转移至无菌盆内，用含

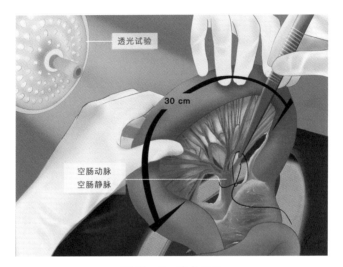

**图 11 - 2　透光试验**

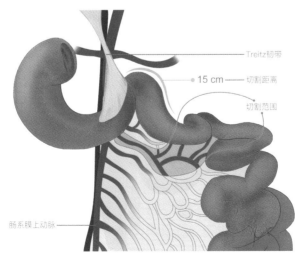

**图 11 - 3　目标肠段范围**

白蛋白(1～2 支)和肝素(1 支)的 4 ℃乳酸钠林格氏液(500 mL)对空肠动脉进行灌洗,直至肠管呈乳白色。经此保护措施后,肠管可离体缺血 4 h。

(2) 将待移植空肠转移至颈部,注意保证肠管顺性蠕动方向摆放,通常先吻合下端再吻合上端。由于空肠离体冲洗后肠管会有所收缩,因此一定要将肠管延伸至正常长度,并确定吻合位置(见图 11 - 4)。移植空肠冗长是最常见的术后并发症,容易出现进食障碍,应尽量避免。此外,设计空肠吻合位置时,应照顾到血管蒂与供血管位置的最佳匹配,这点非常重要。空肠与食管上、下端吻合均为侧端吻合,空肠残端封闭时应注意上端空肠略微多留 2 cm。吻合后,距吻合口约 1 cm 处使用直线切割缝合器离断空肠,但要保留对应系膜,远端空肠段作为信号空肠保留,并在手术结束时留置于切口外,以观察术后空肠血供情况。

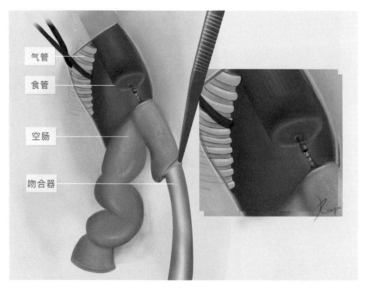

**图 11 - 4　游离空肠与近端食管器械吻合**

(3) 行空肠血管重建血运,血管一般在手术显微镜下端端吻合,用 10 - 丙烯线间断缝合。先吻合动脉然后再吻合静脉,在吻合过程中全身不需要任何肝素化,局部可以使用少量的肝素水冲洗。动脉吻合完成开放后,会立即看到肠管颜色转为红润,并出现肠蠕动,从静脉端有血液流出。当动静脉都完成吻合后,可见肠管恢复活力,并在机械刺激下会有明显的肠蠕动。血管重建是游离空肠间置的关键技术环节,应特别注意以下几点:①吻合过程要精确,并以血管对合严密为佳,打结松紧适度,不能过紧;②动脉吻合口至关重要,如一点出现狭窄会立即出现血栓梗阻,需要重新切除吻合;③静脉壁薄,缝合需要更小心,但因为静脉口径较大,少有狭窄;④动静脉吻合后长度应适中,不能有张力,当然也不能有明显的打折和扭曲。

(4)吻合完成、确认肠管活力后应仔细止血,并在颈部充分放置引流管,通常为4~5根,包括双侧颈外侧、颈内侧和皮下。任何局部积血和血块运行都容易压迫吻合血管,并造成肠管坏死。最后,皮肤缝合后,将信号空肠留置在切口外,通过系膜与切口下移植空肠相连,以此观测移植肠管的活力(见图 11-5)。

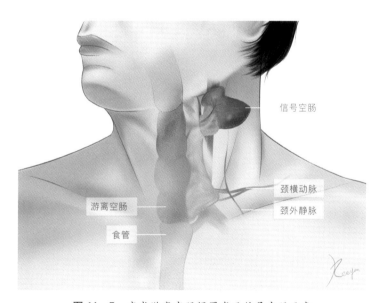

图 11-5 完成游离空肠间置术及信号空肠示意

(5)最后完成腹腔内空肠的端端吻合,关闭腹部切口。通常留置鼻胃管或鼻肠管进行术后营养支持。

## 11.7 术后处理及并发症

游离空肠间置后是否需要常规抗凝尚有争议,上海市胸科医院曾经使用 1 支肝素 24 h 持续微泵抗凝,但术后颈部引流多,有 2 例患者需再次手术清除血块。因此,近来术后不使用抗凝药,仅连续 3 天使用钙离子阻断剂防止血管痉挛,但没有太多的根据。信号空肠肠腔开放,以便观察黏膜的血运。术后第 7 天如果移植肠管活力正常,则可结扎系膜,切除信号空肠。通常术后第 7 天患者可以行造影检查以了解吻合口的愈合状态,视情况可经口清流质-流质-半流进食,然后出院。

游离空肠间置术后少有并发症,除了常规的喉返神经损伤、乳糜瘘外,吻合口瘘极少出现。通常行上消化道造影(见图 11 - 6)、胸部 CT(见图 11 - 7)和内镜检查(见图 11 - 8)以明确是否存在吻合口瘘,如有吻合口瘘,局部换药即可。

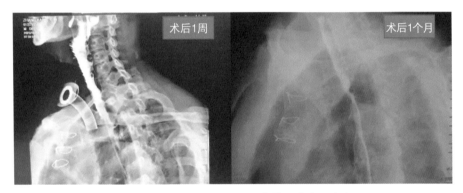

**图 11 - 6 游离空肠间置颈段食管重建术后造影**

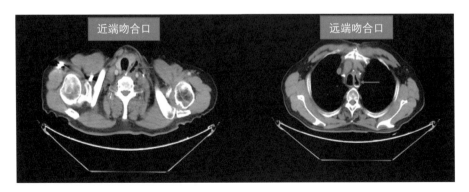

**图 11 - 7 空肠间置术后 CT 下吻合口显影**

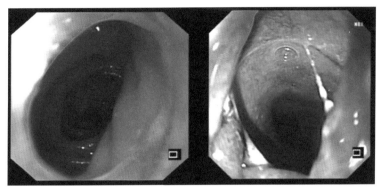

近端吻合口距门齿18 cm　　　　远端吻合口距门齿25 cm

**图 11 - 8**　空肠间置术后胃镜下吻合口及间置空肠照片

移植物坏死是最严重的并发症,通常可于术后第1~2天出现,表现为信号空肠坏死,局部可闻及臭味。一旦怀疑移植物坏死,应毫不犹豫地行二次探查手术。如确认移植物坏死,应及时切除,彻底清创后行其他的重建方式,如胃代食管或胸大肌皮瓣局部重建。若处理延迟,可能不得不行咽部造口,甚至行口底造口,以致极难处理。上海市胸科医院未曾遇到术后移植物坏死的情况,因此术中仔细操作是最重要的。

## 11.8　游离空肠间置的选择和注意事项

游离空肠自体移植是在1959年被应用于临床的,此后便被常规应用于近端食管和下咽的切除后替代重建。小肠与食管口径相近,重建方便。空肠间置可以避免腹腔其他器官的长距离异位重建,最大限度保护了消化道功能。另外,对一些胃代食管失败后的病例,颈段局限性病变均可采用空肠间置予以治疗。这项技术更多地被咽喉头颈外科使用,治疗的患者多为全喉下咽切除后的口底-食管缺损。单纯对颈段食管进行重建时,需要注意以下问题。

### 11.8.1　进行保喉的近端食管空肠吻合/咽-空肠吻合

移植空肠的近端吻合条件通常受疾病种类的影响最大,主要的3类病情分别是恶性肿瘤、良性食管狭窄、食管吻合口狭窄。在食管吻合口狭窄时，吻合口以上的残留食管有明显的扩张，因此吻合比较方便。对于恶性肿瘤，保证近端切缘阴性是手术成败与否的关键。食管化学伤或其他良性狭窄的病变，延伸至下咽也很常见。因此，在行空肠间置近端重建时，要充分考虑可能需要行环状软骨以上咽-空肠重建的可能。通常在食管开口以下吻合，推荐器械吻合，因 21 mm 圆形吻合器与空肠口径匹配度好，与食管开口处口径也很类似，所以被我们采用。病变延伸至环状软骨下缘以上的，进行空肠-咽吻合非常困难，这与吻合空间狭小相关。此时，可选择手工吻合，能够保证吻合口宽大，也可以选择经食管开口或经口置入吻合器钉砧的器械吻合。

### 11.8.2 进行消化道远端显露和重建

如果食管没有手术史，或者上次手术重建路径是后纵隔食管床，那么空肠远端吻合位置有可能落入胸廓出口以下。此时，可能需要手工缝合吻合器荷包线，如位置过低甚至接近隆突，只能行胸骨正中切口辅助显露，也有术者选择逆行吻合器吻合。如果患者曾经行胸骨后消化道重建，那么显露远端会容易很多，但通常需要切除部分胸骨上端辅助显露，因颈部是一个狭小的手术空间，笔者推荐器械吻合。

### 11.8.3 颈部靶血管的选择

任何空肠血管可以无张力吻合的位置都可以作为靶血管选择，通常分为大血管端侧吻合和小血管端端吻合两种。前一种大血管通常选择颈内动静脉，这种方法血管显露方便，吻合失败后可以再次选择位置进行补救，但缺点也很明显。首先，需要对其阻断，对老年患者会明显增加血管内栓子脱落，易造成脑栓塞风险。上海市胸科医院曾有一例患者，就在术后出现了脑栓塞。其次，对一侧颈动静脉阻断后，如果颅内左右侧支循环异常，也可能会带来缺血性脑损伤。小血管重建分颈动脉鞘内侧选择和外侧选择，笔者倾向选择外侧的颈横动脉和颈外静脉。原因是靶血管恒定，在解剖颈部食管时不易损伤，与空肠血管蒂距离合适，吻合后比较舒展，不易出现打折。当然也可以选择颈动脉鞘内侧的甲状腺上动脉或面动脉。

### 11.8.4 间置空肠的保护和术后管理

笔者习惯于按照更加保守的方式保护空肠,在空肠切下未移植前,建议对其血管进行彻底的灌洗,通过重力下的温和灌注,可以使微循环内的血栓被彻底清除,以保证移植后血供充分。另外,灌注液内的白蛋白可以为空肠提供一定的胶体渗透压和营养底物,以保证其最佳的离体环境。还有,4 ℃的乳酸林格液能通过降温使空肠在移植过程中代谢率尽量降低。经过以上保护措施,可保证超过 4 h 缺血时间移植空肠是安全的。术后是否需要抗凝目前尚无共识。笔者认为信号空肠是一个非常好的术后监测手段,因为其和体内移植肠管共用一套肠系膜供血系统,所以它在体外的存活状况可以非常准确地提示体内肠管的状态。多普勒技术有助于观察移植空肠的成活情况。

## 11.9 结语

游离空肠间置是治疗局限性颈部食管病变的理想方法,可以最大限度保护消化道的生理功能,获得理想的重建效果,但需要掌握小血管重建的显微外科技术。

(李志刚)

📖 **参考文献**

1. 鄂丹桂,张彬,李德志. 游离空肠移植重建下咽及颈段食管 112 例临床分析[J]. 中华耳鼻咽喉头颈外科杂志,2011,46(5):373 - 377.

2. Triboulet J P,Mariette C,Chevalier D,et al. Surgical management of carcinoma of the hypopharynx and cervical esophagus:analysis of 209 cases [J]. Arch Surg, 2001,136(10):1164 - 1170.

3. Braghetto I,Cardemil G,Csendes A,et al. Digestive tract reconstitution after failed esophago-gastro or esophago-coloanastomosis [J]. Arq Bras Cir Dig, 2013,26(1):7 - 12.

4. Okazaki M,Asato H,Takushima A,et al. Secondary reconstruction of failed esophageal reconstruction [J]. Ann Plast Surg, 2005,54(5):530 - 537.

5. Barkley C,Orringer M B,Iannettoni M D,et al. Challenges in reversing esophageal discontinuity operations [J]. Ann Thorac Surg, 2003,76(4):989 - 994.

## 第12章

# 带蒂空肠代食管技术

## 12.1 引言

带蒂空肠代食管手术（pedicled jejunum interposition for esophagus）涵盖两种情况：一种是全胃＋食管胃结合部（EGJ）切除后常规的低位空肠食管吻合，另一种是有胃切除手术史患者再发食管癌或残胃癌的再次手术切除后重建。本章将重点讨论后一种情况。

食管因各种良恶性疾病切除后须行食管重建才能恢复上消化道功能的连续性，进而维持生理进食功能。目前，临床最常用的代食管器官是胃，但对于已行胃切除、胃代食管失败或同时胃也发生病变的患者，则必须选择结肠或空肠重建食管。但也有部分学者对即使是胃健全的患者，也会选择空肠或结肠代替食管，认为这样可能会为患者保留更好的功能。

目前临床上治疗残胃合并食管癌或者食管和胃双源癌多以结肠代食管。结肠代食管优势在于结肠长度较长且耐受酸碱能力强，不会对结肠功能造成较大的影响。然而，结肠代食管手术难度大，耗时长；吻合口多，术后容易发生吻合口瘘；术后患者口腔可能有异味。因此，部分胃术后食管癌及食管和胃双源癌患者可以选用带蒂空肠食管吻合完成消化道重建。但对于重建高度超过主动脉弓的，需要特殊的技术支持才能维持稳定的重建效果。

## 12.2 手术适应证

（1）食管胃结合部腺癌（AEG）行全胃切除患者，通常行带蒂空肠重建食管法（Roux-en-Y法），可用左开胸/胸腹或者经膈肌食管裂孔路径完成。该术式的特点是吻合高度不超过主动脉弓。

（2）食管次全切除后的带蒂空肠高位代食管重建术，适用于单纯胸段食管癌、残食管癌、残胃癌或者胃和食管双源癌患者。该术式的特点是吻合高度超过主动脉弓。

## 12.3 手术方法

### 12.3.1 低位（主动脉弓下）Roux-en-Y法

（1）手术路径：如果是单纯贲门癌，可以选择经腹路径。如果吻合位置高于可控范围，可以在加左胸切口开放下完成吻合，或者经右胸在胸腔镜辅助下完成吻合。如果是残胃癌、吻合口复发等有胸腔手术病史的患者，我们倾向经左胸后外侧或左胸腹联合切口（见图 12 - 1）。

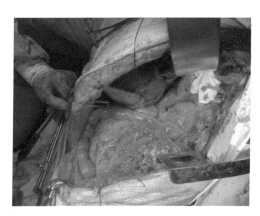

图 12 - 1　左侧胸腹联合切口带蒂空肠食管左侧胸腔内吻合

（2）截取待用空肠：与全胃切除后腹腔内食管空肠吻合相比，食管下段切除后带蒂空肠胸腔内重建的吻合位置更高。为了将空肠满意上提，须注意空肠血管的处理。通常在距离屈氏韧带 15～20 cm 的距离离断空肠，然后将空肠远端提起，观察最高点在胸腔内的位置，如果最高点无法满足无张力的吻合要求，则需要处理肠系膜和空肠血管。我们的原则是先系膜减张，然后再血管减张。如果系膜减张后还不能满足要求，则在肠系膜上动脉附近切断第 2 或第 2～3 空肠血管，并将空肠上提，这样几乎可以满足主动脉弓下吻合的要求。

（3）上提空肠和吻合：无论是结肠前还是结肠后上提空肠都没有特别的要求，相比结肠前路径，经结肠后上提空肠可以缩短所需肠袢的长度。我们建议应满足膈肌下空肠距空肠-空肠吻合口有 40 cm 的长度，这样可以降低胆汁反流的危害。如果前次手术也是 Roux-en-Y 法，那么空肠上提后最好将原空肠-空肠吻合口下移至新的 40 cm 长度的位置。

在空肠上提过程中通常不会出现扭转可能，除非超过 360°角的旋转，不管是空肠以肠系膜上动脉为轴线向左或向右翻转都没有问题。通过膈肌食管裂孔上提至胸腔，多数采用机械吻合完成上提空肠和胸腔内食管的吻合。吻合完毕后，使用缝合器切除、关闭上提空肠的残端，浆肌层内翻包埋，尽可能缩小空肠盲端。食管-空肠吻合后，将腹部空肠的口侧端与上提空肠的侧壁距膈肌 40 cm 距离吻合，完成 Roux-en-Y 重建（见图 12 - 2）。

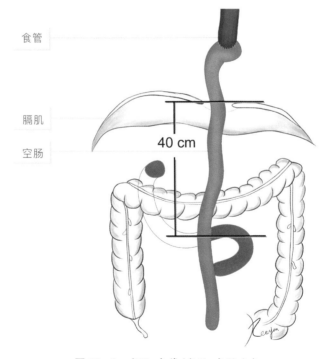

食管

膈肌

空肠

**40 cm**

图 12 - 2　空肠-食管/空肠-空肠吻合

（4）放置引流、关闭切口：左开胸时，在左胸腔内放置引流，然后关胸、关腹。一般无须放置腹腔引流。

### 12.3.2 高位（主动脉弓上/颈部）带蒂空肠代食管术

高位带蒂空肠代食管重建涉及诸多关键技术因素，与低位完全不同，包括上提路径（皮下、胸骨后、胸腔内、食管床）、吻合位置（颈部、胸内）、是否需要近段肠管血管重建。常用术式分以下几种：

（1）长段带蒂空肠经皮下上提至颈部 + 近段空肠血管重建 + 颈部完成食管空肠吻合 + 远端残胃切除空肠 Roux-en-Y 重建，优点是上提空肠血供充分、肠管走行迂曲度小，皮下重建更有利当出现移植物坏死时做挽救处理。手术难点在于要熟悉并可以完成显微血管重建。上提空肠同样是距屈氏韧带 15～20 cm 处离段，然后切断第 2、3、4 空肠动静脉，上提空肠，并于第 2～3 空肠血管支配之间离断血管弓，利于上提的空肠伸长延展。再切除一侧第 2～3 肋软骨，或者切除左侧胸锁关节，显露左侧乳内动静脉，与第 2 空肠动静脉完成外增压吻合（见图 12 - 3）。此前可先完成食管–空肠吻合。远端处理与非长段 Roux-en-Y 技术一致。

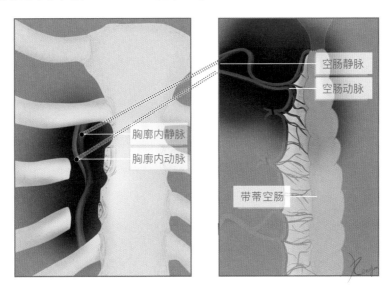

图 12 - 3　带蒂空肠上提颈部附加小血管吻合示意

（2）长段带蒂空肠经右胸上提至胸顶＋胸内完成空肠食管吻合＋远端残胃切除空肠 Roux-en-Y 重建（无血管重建，见图 12 - 4），优点是手术简单，不需要血管重建。但缺点也很明显，空肠在胸腔内迂曲冗长明显、翻转体位时容易出现上提扭转，万一出现移植物坏死难以观察和处理，而且长度是否足够具有偶然性。此处暂不做该技术的详细介绍。

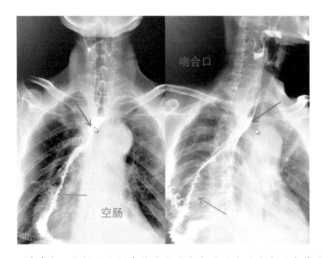

图 12 - 4　带蒂空肠上提至右侧奇静脉水平完成胸腔内吻合术后食管造影显像

## 12.4　术后检查

### 12.4.1　检查颈部移植空肠血供

通过内镜直接观察和多普勒检查移植空肠的血供状况。

### 12.4.2　颈部移植空肠的保护

移植空肠时注意不要压迫颈部。

### 12.4.3　吻合口瘘的观察

患者颈部发红、发热时需警惕吻合口瘘的可能，可局部打开颈部伤口观察和处理。

## 12.5 结语

带蒂空肠,尤其是长段高位带蒂空肠重建是一项比较复杂的食管重建技术,需要有显微外科技术支持,还要有结肠代食管手术经验做保证,才能灵活自如地救治患者。

(郭旭峰,李志刚)

### 📖 参考文献

1. Wright C, Cuschieri A. Jejunal interposition for benign esophageal disease: Technical considerations and long-term results [J]. Ann Surg, 1987, 205(1): 54 - 60.

2. Schultz-Coulon H J. Jejunum interposition after cervical esophageal resection [J]. Dis Esophagus, 2001, 14(1): 13 - 16.

3. 姜平,欧阳琦,童鑫康,等. 不需吻接血管的空肠代食管的应用解剖学[J]. 解剖学杂志, 1992, 15(2): 82 - 84.

4. 宇田川晴司. 消化器外科手术丛书-食道分册[M]. 东京:中山书店出版社, 2010.

5. Ascioti A J, Hofstetter W L, Miller M J, et al. Long-segment, supercharged, pedicled jejunal flap for total esophageal reconstruction [J]. J Thorac Cardiovasc Surg, 2005, 130(5): 1391 - 1398.

## 第13章

# 术后并发症及处理策略

## 13.1 引言

食管癌手术涉及颈、胸和腹 3 个解剖部位,手术步骤复杂,操作时长,对机体创伤大。同时,食管癌高龄患者多,机体功能和营养状况往往较差,术后更易出现并发症。文献报道微创和开放食管癌根治术并发症发生率均可达 40%。但随着手术技术的不断进步,尤其是细管胃、胸腔镜微创等技术的开展,食管癌患者术后并发症的发生率,尤其是严重并发症发生率有明显的改善,表 13-1 是 2019 年上海市胸科医院所有食管癌手术患者的术后并发症发生情况。

表 13-1 2019 年上海市胸科医院食管癌患者术后并发症和手术死亡情况($N=748$)

| 并发症和手术死亡情况 | $n(\%)$ |
|---|---|
| 总并发症 | 294(39.3) |
| C-D 3 级和以上并发症 | 28(3.7) |
| 吻合口瘘 | 77(10.2) |
| 喉返神经损伤 | 140(18.7) |
| 肺炎 | 12(1.6) |
| 皮下气肿/气胸/胸腔积液 | 86*(11.5) |
| 乳糜胸/乳糜漏 | 17(2.3) |
| 切口感染 | 14(1.9) |
| 心律失常 | 5(0.7) |
| 其他 | 5(0.7) |

（续表）

| 并发症和手术死亡情况 | $n(\%)$ |
|---|---|
| 死亡情况 | |
| 　在院死亡或自动出院 | 4(0.58) |
| 　30 天内死亡 | 6(0.8) |
| 　90 天内死亡 | 10(1.3) |

注　＊皮下气肿、气胸、胸腔积液患者各 16、25 和 45 例。

由以上回顾数据可以看出，目前食管癌术后并发症总体已有极大的改善，甚至在成熟的手术技术保障下，吻合口瘘已经不是最常见的并发症，随着根治性喉返神经旁淋巴结清扫的普及，喉返神经损伤反而成为各大中心最常见并发症类型。科学分级和有针对性治疗是最终控制并发症发生和发生衍生病死亡的关键。以下将常见食管癌术后并发症做一简要介绍。

## 13.2　吻合口瘘

吻合口瘘是食管癌术后最引人注目的并发症，在经验较少的医学中心仍然是引起患者术后死亡的最主要原因。

### 13.2.1　定义

吻合口瘘是指涉及食管、吻合口和局部管胃的全层消化道缺损。

### 13.2.2　吻合口瘘分级

#### 13.2.2.1　Clavien-Dindo 分级

（1）Ⅰ级：患者术后不需要药物、外科、内镜、介入治疗，切口至多在床边敞开换药。

（2）Ⅱ级：切口需要抗生素治疗。

（3）Ⅲ级：患者需要外科、内镜或放射介入治疗。其中，Ⅲa 级：不需全麻；Ⅲb 级：需要全麻。

（4）Ⅳ级：威胁患者生命，需要 ICU 监护。其中，Ⅳa 级：一个器官功能不全；Ⅳb级：多脏器功能衰竭。

（5）Ⅴ级：患者死亡。

13.2.2.2 上海市胸科医院分级

（1）Ⅰ级：无影像学和临床症状，可由内镜证实，无感染细菌学证据，不影响患者出院进程。

（2）Ⅱ级：影像学或内镜证实吻合口瘘发生，患者局部感染，需敞开换药。

（3）Ⅲ级：患者出现下行性纵隔感染，需深部引流（纵隔内）。

（4）Ⅳ级：患者出现胸膜腔感染和/或气道-消化道瘘（纵隔外）。

（5）Ⅴ级：患者死亡。

## 13.2.3 处理策略

（1）食管癌术后吻合口瘘的病理生理影响主要体现在以下几个方面：①消化道完整性出现问题，患者无法进食；②消化道内容物外溢至皮下、纵隔、胸膜腔，甚至周围重要器官，引起患者感染和全身中毒反应。

（2）吻合口瘘出现后的治疗对策：①确切评估吻合口瘘；②充分引流，避免感染；③对与邻近器官穿透性损伤的予以隔离和修复；④充分的营养支持。

## 13.2.4 食管癌术后吻合口瘘的诊断

（1）临床表现：食管癌术后任何新发的高热、寒战、胸闷、呼吸困难的表现，均应首先考虑吻合口瘘的可能。颈部吻合口瘘有时会有脓液自行破溃流出。但因引流好，大多没有症状，以高热为首发表现的多数为纵隔、胸膜腔内感染。

（2）胸部CT是临床最有效的无创检查手段，可以迅速显示胸腔内积液，纵隔气肿等。口服亚甲蓝或口服碘造影剂行食管造影，可以观察瘘的位置、大小与方向。

（3）内镜检查对诊断与鉴别诊断有帮助，目前已经成为吻合口瘘最终诊断的首选方法，而且内镜检查可以最直接评估瘘口情况，并行内引流治疗。

## 13.2.5 治疗

我们通常根据上海市胸科医院的分级方法（见表13-2）进行分层处理：

Ⅰ级：此类患者通常不做任何处理，只是延长患者的禁食时间，偶尔会嘱患者每天口服冷盐水，以帮助局部创面清洁，但口服冷盐水并无证据支持。患者通常在术后 3～4 周可以愈合。但都需要得到内镜证实。

Ⅱ级：需要敞开换药，打开伤口予以充分引流，偶尔会使用局部负压引流系统帮助局部清洁。通常患者换药 3 周可以获得痊愈。持续局部冲洗没有必要。

Ⅲ级：纵隔内感染时需要更深部的引流，多数由于吻合位置过低，吻合口落入胸膜腔后形成。要尽量在早期进行颈部切口敞开引流，如果有发热症状并明确有纵隔积液，应予以纵隔双套管冲洗引流治疗。如颈部伤口已经愈合，可以考虑行内镜下的内引流术。

Ⅳ级：胸内瘘非常难于处理，大多要保证在对应胸膜腔有良好的引流后，等待瘘口慢慢愈合，但需几个月以上的时间。气管-食管瘘（tracheo-esophageal fistula，TEF）会在后面进行详细描述。胸内瘘是否合适进行胸胃切除尚有争议，患者如有不可控制的感染表现，而且明确吻合口瘘巨大或者胃坏死的，应考虑切除胸胃行二期结肠代食管重建。较少有使用覆膜支架，除非是胸内瘘而且胸腔引流充分的患者。

表 13－2　食管胃吻合口瘘治疗措施——上海市胸科医院 TEF 临床诊治路径

| 治疗措施 | Ⅰ型 | Ⅱ型 | Ⅲ型 | Ⅳ型(脓胸) | Ⅳ型(TEF) |
|---|---|---|---|---|---|
| 局部敞开换药 | √ | √ | √ | | √ |
| 局部创面负压引流 | | √√ | √ | | |
| 纵隔置管引流 | | | √√ | √ | √ |
| 胸腔引流 | | | | √√ | |
| 消化道腔引流＋冲洗 | | | | √√ | |
| 气管支架 | | | | | √√ |
| 食管支架 | | | | | √ |
| 外科修复 | | | | | √ |
| 胸胃移除＋颈部食管造口 | | | | √ | √√ |

注　√表示推荐；√√表示强烈推荐。

## 13.3 消化器替代物坏死

### 13.3.1 定义

消化道重建中使用的食管替代物出现不同程度的缺血坏死,包括胃、空肠或结肠。

### 13.3.2 分级

(1) Ⅰ级:局部消化器坏死;内镜下发现;只需给予监察或非手术治疗即可。

(2) Ⅱ级:部分消化器坏死,视情况而定。

(3) Ⅲ级:广泛消化器坏死;常需要切除消化器替代物合并二期食管改道。

## 13.4 消化道气管/支气管瘘

### 13.4.1 定义

消化道气管、支气管瘘常继发于吻合口瘘及管胃瘘,胃液及脓性渗出液对气管膜部的侵蚀可引起消化道气管、支气管瘘。其具体分型、临床表现以及预后如表13-3所示。

表13-3 消化道气管/支气管瘘分型及临床特征和预后
——上海市胸科医院 TEF 临床诊治路径

| 临床特征 | Ⅰ型 | Ⅱ型 | Ⅲ型 |
| --- | --- | --- | --- |
| | 下行性(腐蚀性) | 对穿型小(<1 cm) | 对穿型大(≥1 cm) |
| 发生时间 | 较晚 | 较早 | 较晚 |
| 临床表现 | 频繁咳嗽、低热伴顽固性肺部感染、慢性中毒症状 | 突发剧烈咳嗽、咳出消化液样痰 | 咳出消化液样痰、急性中毒症状 |

（续表）

| 临床特征 | Ⅰ型 | Ⅱ型 | Ⅲ型 |
|---|---|---|---|
| | 下行性(腐蚀性) | 对穿型小(<1 cm) | 对穿型大(≥1 cm) |
| 食管瘘口 | 较小 | 较小 | 大 |
| 气管瘘口位置 | 较低(隆突上2 cm至左主支气管) | 较高 | 不定 |
| 转归 | 慢性中毒症状加重 | 误吸、急性呼吸衰竭、急性呼吸窘迫综合征(ARDS) | 感染性休克、呼吸衰竭 |
| 发展 | 慢 | 快 | 快 |
| 预后 | 早期发现者好 | 凶险 | 凶险 |

### 13.4.2 原因

吻合口腐蚀是消化道气管/支气管瘘的最主要原因,潜在原因包括解剖肿瘤与气管、支气管之间紧密粘连易造成气管、支气管膜部损伤;操作不规范,游离食管时操作不够精细,层次不清晰;手术中电凝钩和超声刀对气管膜部的热辐射损伤;吻合钉对气管膜部的摩擦作用。

### 13.4.3 治疗

（1）保守治疗包括行空肠造瘘术或内镜下放置十二指肠营养管,给予充分的营养支持,等待瘘口自行愈合。

（2）介入治疗:气道内介入治疗可以及时控制误吸、刺激肉芽生长,并促进瘘口愈合。消化道支架不支持使用。随着介入技术的发展,可以通过覆膜食管支架或气管支架遮盖瘘口。

（3）手术治疗:早期极少手术修复,除非瘘口巨大,需要切除胸胃。对6个月以上无法愈合的TEF,可以考虑外科治疗。具体术式非常复杂,手术方案要根据具体情况而定。

## 13.5 声带麻痹

目前,根治性二野淋巴结清扫已经成为中国食管癌外科治疗的标准路径,由于喉返神经旁是清扫的重点,因此相关损伤在所难免。目前亚洲致力于喉返神经旁淋巴结清扫的单位,声带麻痹(vocal cord paralysis,VCP)的发生率都在 $10\%\sim20\%$,如果用喉镜作为评判标准,发生率可能会更高。虽然后者发声多数在 3 个月至半年恢复,但喉镜验证发现声带运动功能几乎永久丧失。因此,如何降低喉返神经损伤是目前食管外科的攻坚课题。

### 13.5.1 VCP 相关原因

发生 VCP 相关原因如下:①术中神经牵拉、挤压;②热损伤是最常见的原因;③误断神经。

预防神经损伤的方法无外乎精细的解剖操作,使用能量器械时尽量远离神经,动作应轻柔,神经裸化并没有被证实会增加 VCP 的发生率。

### 13.5.2 诊断

VCP 的诊断通常从两个方面进行。一方面,大多根据临床症状做出诊断,即出现声音嘶哑,双侧神经损伤可能导致失声,甚至呼吸困难。另一面,最好通过喉镜证实声带运动异常,而且喉镜可以精确诊断哪一侧神经受损以及运动障碍的类型,甚至可以及时在支撑喉镜下进行注射治疗。

### 13.5.3 分级

(1) Ⅰ级:单纯音调改变,不影响出院进程。

(2) Ⅱ级:咳痰不利,需气管镜辅助吸痰。

(3) Ⅲ级:证实喉返神经损伤,而且需无创呼吸机辅助支持。

(4) Ⅳ级:证实喉返神经损伤,而且气管插管不能拔除或行气管切开。

### 13.5.4 分类

VCP 分为单侧神经损伤和双侧神经损伤,其中 $90\%$ 以上的损伤为单侧神经损伤。

### 13.5.5 VCP发生后治疗

对无法正常进食和呼吸功能障碍的患者应给予对症治疗。对误吸明显的患者,应立即停止经口进食,改为鼻肠管或者空肠造口给予营养支持。通常进食2周后,开始慢慢地改为经口半流带管进食;半流饮食2周后,可以脱管完全经口进食。但对于双侧外展位固定的患者,可能长时间无法经口进食,需要行气管切开甚至喉切除治疗。对于术后出现喘鸣的患者,应立即给予气管切开,待4周后缓慢脱管。术后早期排痰困难的患者,应积极予以气管镜吸痰。对于单侧VCP的患者,应积极进行声带注射治疗。

## 13.6 肺部感染

### 13.6.1 定义

肺部感染的定义:影像学证实肺部有浸润影,伴或不伴感染相关临床表现,包括发热、脓痰、白细胞升高、痰培养阳性和氧分压下降。

### 13.6.2 病因

术后肺部并发症位居食管癌术后并发症的首位,也是食管癌患者手术后死亡的主要原因。发生原因主要有以下几个方面:

(1) 食管癌患者多为老年人,常合并有慢性阻塞性肺疾病,许多患者有长期吸烟史等,这些都是肺部感染的危险因素。

(2) 手术时间较长、术侧单肺通气、人工气胸、迷走神经肺支和喉返神经受损,气管分泌物增多及误吸等均是肺部感染的诱因。

(3) 肺部感染也常继发于吻合口瘘、食管气管瘘等并发症。

### 13.6.3 诊断

通过查体、影像学检查、血液学检查和动脉血气分析等,可做出肺部感染的诊断。

### 13.6.4 预防和治疗

(1) 肺部感染重在预防,预防包括以下几个方面:①术前戒烟2～4周以上,呼吸训练;②术中保持呼吸道通畅,及时清除气管、支气管内的分泌物;③术后及时鼓励患者咳嗽、咳痰,围手术期予以合理的液体治疗。

(2) 术后肺部感染治疗:①雾化治疗,应用化痰和排痰药及有效使用抗生素,加强呼吸道管理,必要时可予以纤支镜吸痰;②合并胸膜腔积液或脓胸时,应及时引流;③应用呼吸机辅助呼吸,超过48 h并预计5天内无法脱机的可行气管切开;④积极处理吻合口瘘、食管气管瘘等诱因。

## 13.7 急性呼吸窘迫综合征

### 13.7.1 定义

急性呼吸窘迫综合征(acute respiratory disorder syndrome,ARDS)的定义和诊断主要依靠以下几个重要临床特征:

(1) 在已知临床诱因后,新发或原有呼吸系统症状加重出现在1周内。

(2) 胸部X线片或CT扫描显示双肺浸润影,并且不能用胸腔积液、肺叶/肺不张或结节来完全解释。

(3) 呼吸衰竭不能用心力衰竭或容量过负荷来完全解释。

(4) 如无相关危险因素时,需要客观评估(如超声心动图)排除静水压增高型肺水肿。

(5) 轻度ARDS:呼气末正压(PEEP)或持续气道正压通气(CAPA)≥5 cmH$_2$O时,200 mmHg<动脉血氧分压/吸氧浓度(PaO$_2$/FiO$_2$)≤300 mmHg;中度ARDS:PEEP≥5 cmH$_2$O时,100 mmHg<PaO$_2$/FiO$_2$≤200 mmHg;重度ARDS:PEEP≥5 cmH$_2$O 时,PaO$_2$/FiO$_2$≤100 mmHg(1 mmHg = 0.133 kPa)。

### 13.7.2 ARDS的诊治目标

(1) 鉴别并处理潜在病因:考虑抗感染治疗;考虑外科引流胸腔积液,重症监护,发生导管相关血流感染时撤除侵入性管路。

（2）提供支持治疗：充分的营养支持；预防应激性溃疡；预防深静脉血栓形成。

（3）血流动力学的管理：容量管理策略应有助于改善肺功能,减少机械通气时间和重症监护时间。

（4）应用肺保护性通气策略维持氧合：高潮气量和高压性通气会引起肺泡-毛细血管屏障的破坏,导致肺容积伤和肺气压伤。塌陷的肺泡反复开放与闭合所形成的剪切力可导致肺生物伤（中性粒细胞分泌炎性细胞因子）,引起远隔器官的损害。

（5）可根据 ARDS 协作治疗组制订的联合应用 $FiO_2$ 和 PEEP 这 2 个参数来维持 ARDS 患者的动脉氧合。维持 $PaO_2 > 8\,kPa$ 或经皮动脉血氧饱和度（$SpO_2$） $88\% \sim 95\%$。

### 13.7.3　肺保护性通气策略

（1） $FiO_2$：维持 $PaO_2 > 8\,kPa$ 即可。长时间吸入高浓度氧会导致氧中毒,引起肺损伤。

（2）PEEP：通过复张萎陷的肺泡、改善通气/血流比,减少肺内分流等机制改善氧合。

（3）小潮气量通气：根据预计的理想体重给予 $6\,mL/kg$ 的维持气道峰压 $< 30\,cmH_2O$；允许性高碳酸血症（pH 值 $>7.1$）。

（4）改善低氧血症的其他可选方法：肺复张和高 PEEP、俯卧位通气、高频振荡通气、一氧化氮吸入、糖皮质激素以及体外膜肺氧合。

## 13.8　乳糜胸

### 13.8.1　定义

乳糜胸的定义：大量的淋巴液由胸导管或其主要分支的瘘口进入并潴留在胸腔而形成。乳糜胸一般出现在术后第 4～5 天,偶尔也可在术后 24 h 内或术后第 7～14 天出现。诊断依据：术后胸腔引流量多,胸引量超过

600 mL/24 h,应高度怀疑乳糜胸可能。若引流或胸穿抽出乳白色混浊胸腔积液,证实为乳糜,可取胸液行乳糜试验检测。

### 13.8.2 分级

（1）Ⅰ级:饮食方式改变。

（2）Ⅱ级:完全肠外营养。

（3）Ⅲ级:介入干预或手术治疗。

### 13.8.3 严重级别

（1）轻型:每日乳糜液引流量<1 000 mL。

（2）重型:每日乳糜液引流量>1 000 mL。

### 13.8.4 预防和治疗

#### 13.8.4.1 预防措施

（1）清楚地了解胸导管的解剖是避免发生乳糜胸的首要条件。胸中上段肿瘤外侵严重者,术中游离肿瘤和清扫淋巴结时应注意避免损伤胸导管,并且对胸导管周围组织切断时建议结扎胸导管。

（2）预防性胸导管结扎:如果术者认为手术操作可能已经损伤胸导管,关胸前在膈上 5～6 cm 处对胸导管进行预防性结扎。

（3）着重提醒:肝硬化患者不能结扎胸导管。因为肝硬化门静脉高压时肝静脉回流受阻,血浆自肝窦壁渗透至窦房间隙致肝脏淋巴液生成增多,淋巴管内压力增加,若结扎胸导管超过胸导管的引流能力,使胸膜淋巴管扩张、淤滞和破裂,可使淋巴液溢出导致乳糜胸或乳糜腹形成。

#### 13.8.4.2 治疗

发生乳糜胸后先采取保守治疗,密切观察乳糜的排出量。如每日引流量≤500 mL 且逐渐减少,观察时间可长些,有自愈的可能。如每日引流量>1 000 mL,观察时间应不超过 1 周,观察时间过长可能导致患者电解质紊乱,增加再次手术的风险。

（1）保守治疗:限制饮食,可饮水,进食无脂、高蛋白、高糖的流质或半流质饮食。全肠外营养支持治疗,静脉补充全血、血浆蛋白、氨基酸、脂肪乳、电解质、维生素及微量元素，纠正水、电解质失衡。生长抑素对胃肠道消化液分泌有广泛的抑制作用，使流经胸导管的乳糜液减少。临床上多用奥曲肽作为保守治疗的补充。留置胸腔闭式引流，保证肺膨胀良好，胸腔灌洗粘连剂，促使胸膜粘连。常规保守治疗可联合应用呼吸机正压通气治疗。

（2）手术治疗：当保守治疗无效（每日胸腔引流量＞1 000 mL，观察时间应不超过1周），须及时手术治疗。手术方法：①若能清晰辨认胸导管破口，直接结扎。②膈上胸导管周围组织大块结扎。③胸导管结扎术后再发乳糜胸的治疗：一般在发生乳糜胸后，如漏出量较少，行保守治疗后多可治愈；如漏出量很大，可行淋巴管造影，了解胸导管解剖是否变异，再次手术结扎。

## 13.9　结语

食管癌术后并发症在所难免，尤其行规范化肿瘤切除手术并发症就更多见。但根据本中心经验，只要严格控制手术质量、及时治疗，患者发生并发症的危害还是可控的。

（顾海勇，李志刚）

 参考文献

1. Dindo D，Demartines N，Clavien P A. Classification of surgical complications：new proposal with evaluation in a cohort of 6336 patients and results of a survey [J]. Ann Surg，2004，240(2)：205 - 213.

2. Low D E，Alderson D，Cecconello I，et al. International consensus on standardization of data collection for complications associated with esophagectomy：esophagectomy complications consensus group (ECCG) [J]. Ann Surg，2015，262(2)：286 - 294.

3. Brower R G，Matthay M A，Morris A，et al. Ventilation with lower tidal volumes as compared with traditional tidal volumes for acute lung injury and the acute respiratory distress syndrome [J]. N Engl J Med，2000，342(18)：1301 - 1308.

4. American Thoracic Society，Infectious Diseases Society of America. Guidelines for the management of adults with hospital-acquired，ventilator associated，and healthcare-associated pneumonia [J]. Am J Respir Crit Care Med，2005，171：388 - 416.

5. Zaninotto G，Low D E. Complications after esophagectomy：it is time to speak the same language [J]. Dis Esophagus，2016，29(6)：580 - 582.

## 第14章

# 营养支持和疼痛管理

## 14.1 引言

食管癌患者由于术前已存在不同程度的进食困难,加之手术创伤和应激反应,且术后进食量和质的变化,很容易导致围手术期营养不良。虽然微创手术已经在食管癌外科中得到普及,但局部的伤口疼痛仍在所难免。因此,在整个治疗过程中,营养支持(nutritional support)治疗和术后疼痛管理(pain management)是降低术后并发症和保证手术疗效的重要因素。

## 14.2 围手术期营养支持治疗

目前对食管癌手术患者,提倡"百日营养管理",即从术前 10 日到术后 3 个月予以全程营养支持。如果患者需要术前新辅助治疗,那么这个营养周期可能要加至 5 个月。

### 14.2.1 术前营养支持策略

食管癌术前营养治疗是指对食管癌拟手术患者,在术前完成营养评估后,根据其营养需要予以肠内或肠外营养治疗。食管是进食获取营养的主要通道,因受肿瘤的影响,食管癌患者往往伴有营养不足和营养风险。而营养不良增加了术后并发症的发生,如吻合口相关并发症、肺部感染等。术前营养治疗的目的在于把术前存在营养风险的食管癌患者的营养状态调整至较佳状态,纠正营养不良和保持水、电解质平衡,从而减少手术并发症的发生,降低围手术期的病死率,提高患者的生活质量。鉴于食管癌本身疾病的特点以及食管癌患者术前营养风险相对普遍,应该对食管癌患者较早实施营养干预。

在营养方式的选择上,一般首先考虑肠内营养。但大多数食管癌患者就诊时已无法进食或进食量无法满足需要,此时可考虑营养管置入。对于置胃管困难的患者,上海市胸科医院胸外科多采用经食管镜下导丝引导置入或麻醉下经皮胃造瘘术,也有一部分患者术前即予以全肠外营养或部分肠外营养治疗:①进食困难且短期内将予以手术治疗时;②拟行结肠代食管术,需术前行肠道准备。

术前新辅助治疗已经成为食管癌治疗的重要环节,对于此类患者积极的肠内营养支持非常重要,如果经口进食困难,鼻肠管是最佳的选择,经皮胃造瘘可能会影响手术中使用胃代食管。

#### 14.2.1.1 肠外营养方案

肠外营养主要包含脂肪乳、氨基酸制剂、糖类制剂、维生素制剂、电解质成分和微量元素。上海市胸科医院常用肠外营养主要有营养科配置的全肠外营养制剂(total parenteral nutrition,TPN)和成品制剂(卡文,1 440 mL/袋),如表 14-1 所示。

表 14-1 上海市胸科医院 TPN 配方

| 成 分 | TPN5 号方 | TPN6 号方 |
| --- | --- | --- |
| 10%浓氯化钠 | 53 mL | 33 mL |
| 50%葡萄糖 | 400 mL | 250 mL |
| 10%氯化钾 | 40 mL | 20 mL |
| 中长链脂肪乳剂 | 250 mL | 250 mL |
| 复方氨基酸 | 1 000 mL | 500 mL |
| 甘油磷酸钠注射液 | 10 mL | 10 mL |
| 多种微量元素注射液 | 10 mL | 10 mL |
| 脂溶性维生素 | 10 mL | 10 mL |
| 水溶性维生素 | 10 mL | 10 mL |

注 根据血糖情况加入适宜短效胰岛素。

### 14.2.1.2　肠内营养方案

短肽型肠内营养是氨基酸或多肽类、葡萄糖、脂肪、矿物质和维生素的混合物。此类制剂不含残渣或者残渣较少,易吸收,主要适用于胃肠道消化和吸收功能部分受损的患者。整蛋白型肠内营养的氮源是整蛋白或蛋白质游离物,渗透压接近等渗,可用于胃肠道功能较好的患者。

肠内营养治疗需要有一个由短肽型制剂向整蛋白制剂过渡的过程。术后早期,患者肠道功能尚未完全恢复,可以先选用无须消化即可直接吸收、成分明确、无残渣的短肽型肠内营养制剂。缺点是输注速度过快易导致腹泻,刺激肠功能代偿的作用较弱。

上海市胸科医院常用短肽型肠内营养为百普力,常用整蛋白型肠内营养为佳膳、益力佳等。所有肠内营养均为 500 mL/瓶,浓度有 0.5、0.75 和 1 kcal/mol 三种规格。此外,笔者也较推荐患者出院以后自制肠内营养,将煮熟的新鲜果蔬、鱼肉蛋禽和五谷,用破壁机加工成食物匀浆(见表 14 - 2)。

## 14.2.2　术后早期营养支持方案

### 14.2.2.1　个体化营养支持方案

患者的营养配方不固定,营养制剂也不是单纯的增加或补充营养素。应根据患者的营养状况、疾病状态、代谢情况以及胃肠功能等,进行个体化动态调节。术后早期为应激期,营养支持不单要满足正氮平衡,还需维持机体细胞的正常代谢,一般需补充 20~30 kcal/(kg·d)为宜。肠内营养应从低浓度、低容量开始,滴注的速度和总用量应逐日递增,不足的热量与氮源由肠外营养补充。起始容量为每日 500 mL,浓度以 0.5、0.75 kcaL/moL 为宜,根据患者胃肠道反应和营养状况,调整入量和浓度,最终维持在每日 1 500~2 000 mL。

### 14.2.2.2　肠内和肠外营养联合应用

为减少吻合口刺激和张力,减少术后吻合口瘘的发生和最大限度降低瘘带来的各种不利影响,上海市胸科医院临床推荐食管癌患者术后进口禁食 3 周左右。术后早期肠内营养,从小剂量、低浓度逐渐增量(见图 14 - 1)。所有患者联合使用肠外营养。当肠内营养患者出现恶心、呕吐、腹泻和腹胀

表14-2 出院后自制肠内营养食谱

| 时间 | 次数 | 周一 | 周二 | 周三 | 周四 | 周五 | 周六 | 周日 |
|---|---|---|---|---|---|---|---|---|
| 6:00 | 第1次 | 全营养素50 g | 全营养素50 g | 全营养素50 g | 全营养素50 g | 全营养素50 g | 全营养素50 g | 全营养素50 g |
| 8:00 | 第2次 | 大米50 g、鸡蛋1个、青菜150 g、豆干25 g油5 g盐2 g | 馒头50 g、红薯50 g、鸭蛋1个、黄瓜100 g、油5 g、盐2 g | 大米50 g、白菜100 g、香干30 g、鸡蛋1个、油5 g、盐2 g | 杂粮50 g、鸡蛋1个、豆腐干张25 g、油5 g、盐2 g | 馒头100 g、生菜100 g、鸡蛋1个、豆腐25 g、油5 g、盐2 g | 大米50 g、鸭蛋1个、番茄100 g、肉酱豆腐50 g、油5 g、盐2 g | 菜包100 g、山药50 g、豆腐衣30 g、鸡蛋1个、油5 g、盐2 g |
| 10:00 | 第3次 | 蛋白补充剂 | 蛋白补充剂 | 蛋白补充剂 | 蛋白补充剂 | 蛋白补充剂 | 蛋白补充剂 | 蛋白补充剂 |
| 12:00 | 第4次 | 面条100 g、虾肉50 g、青菜50 g、胡萝卜50 g、油5 g、盐2 g | 大米50 g、瘦猪肉50 g、西葫芦100 g、卷心菜100 g、腐竹30 g、油5 g、盐2 g | 面条75 g、鱼肉100 g、白菜100 g、番茄100 g、油5 g、盐2 g | 大米50 g、虾肉100 g、青菜100 g、南瓜100 g、油5 g、盐2 g | 杂粮米50 g、鸭胸肉50 g、生菜100 g、冬瓜100 g、胡萝卜100 g、油5 g、盐2 g | 面条50 g、猪肝100 g、卷心菜100 g、四季豆100 g、胡萝卜100 g、油5 g、盐2 g | 大米50 g、鱼肉100 g、青菜200 g、豆角100 g、油5 g、盐2 g |
| 14:00 | 第5次 | 蛋白补充剂 | 蛋白补充剂 | 蛋白补充剂 | 蛋白补充剂 | 蛋白补充剂 | 蛋白补充剂 | 蛋白补充剂 |
| 15:30 | 第6次 | 水果200 g | 水果200 g | 水果200 g | 水果200 g | 水果200 g | 水果200 g | 水果200 g |
| 17:00 | 第7次 | 大米50 g、西兰花100 g、鸡胸肉100 g、油5 g、盐2 g | 大米50 g、鱼肉100 g、卷心菜100 g、鲜木耳25 g、油5 g、盐2 g | 大米50 g、鸡肉100 g、花菜100 g、香菇2个、油5 g、盐2 g | 大米50 g、瘦猪肉100 g、莴笋100 g、油5 g、盐2 g | 大米50 g、鱼肉100 g、丝瓜100 g、鲜木耳20 g、油5 g、盐2 g | 大米50 g、肉酱豆腐100 g、瘦猪肉50 g、香菇50 g、青椒25 g、青菜50 g、油5 g、盐2 g | 面条50 g、瘦牛肉100 g、苦瓜150 g、蘑菇50 g、油5 g、盐2 g |
| 19:00 | 第8次 | 全营养素50 g | 全营养素50 g | 全营养素50 g | 全营养素50 g | 全营养素50 g | 全营养素50 g | 全营养素50 g |

等消化道不适症状时,需要减慢肠内营养或者停用肠内营养。

根据不同的手术方式,食管癌患者术后早期营养支持方式可以分为两类。

(1) 单纯胃食管吻合/空肠食管吻合:这类患者只有一个颈部吻合口,在肠外营养支持的早期即可通过十二指肠营养管或者空肠造瘘管,逐渐过渡至肠内营养支持。

(2) 结肠代食管患者,全肠外营养支持 10~14 天,待患者有自主排便、排气后,再逐步过渡至肠内营养。

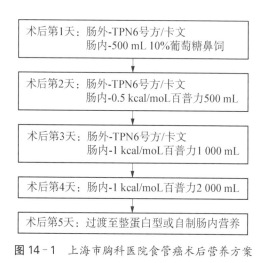

**图 14-1 上海市胸科医院食管癌术后营养方案**

## 14.3 术后镇痛

### 14.3.1 术后镇痛的意义

食管癌手术常涉及颈部、胸部和腹部多处肌肉组织损伤,需留置各种引流管,导致患者术后呼吸、翻身时出现剧烈疼痛,从而抑制术后深呼吸和咳嗽、咳痰及早期下床活动等。因此,在患者全麻苏醒前就应该积极采取相应的镇痛措施。

术后镇痛主要包括局部镇痛和全身镇痛,临床上常联合应用多种镇痛方式。理论上联合用药的优点是采用不同的药物作用于不同的神经平面,由此产生的协同镇痛作用优于单一用药。此外,联合用药可减少单一用药的剂量,从而降低单一用药的不良反应。

### 14.3.2 常用镇痛方法

#### 14.3.2.1 口服镇痛药物

常用药物包括非甾体类解热镇痛药物(布洛芬)、阿片类缓释剂(泰勒宁)和非阿片类中枢性镇痛药(曲马多)。

(1)适应证:①轻度至中度非急性疼痛;②镇痛泵撤除后仍存在轻度疼痛。

(2)不良反应:因食管癌患者术后需禁食,口服药物需碾磨后经营养管注入消化道,容易堵塞营养管。

#### 14.3.2.2 肌肉或静脉注射

(1)常用药物:阿片类镇痛剂(芬太尼和哌替啶)。

(2)适应证:中到重度的急性疼痛。

(3)不良反应:药物吸收个体差异大,存在镇痛不全或药物过量的现象。

#### 14.3.2.3 外敷镇痛贴剂

(1)常用药物:芬太尼透皮贴剂。

(2)适应证:需阿片类镇痛的中到重度慢性疼痛。

(3)不良反应:可能会出现阿片类药物的戒断症状,如恶心、呕吐、腹泻、焦虑和寒战。

#### 14.3.2.4 硬膜外镇痛

(1)镇痛原理:通过留置硬膜外导管,间断注入阿片类或局麻药物,使其发挥镇痛作用。

(2)常用药物:一类是水溶性药物(吗啡),可缓慢地穿过硬脊膜,从而镇痛起效缓慢,持续时间久,但有迟发性呼吸抑制的风险;另一类是脂溶性药物脂溶性药物(芬太尼),可快速穿过硬脊膜,从而镇痛起效快,但持续时间较短。局麻药物(丁哌卡因、罗哌卡因)常联合芬太尼应用于硬膜外麻醉,可以显著改善镇痛效果并延长镇痛时间。

(3)不良反应:尿储留。

#### 14.3.2.5 椎旁神经阻滞镇痛

(1)镇痛原理:第1～2胸椎肋间神经是脊髓节段的前支,每根神经从胸椎椎间孔出来。椎旁神经阻滞能够有效地阻断疼痛传导通道,可在术中间断给药。尤其在食管癌手术中,阻滞第4～12胸椎肋间神经可减少上腹部手术的牵张发射。

(2)常用药物:局麻药物(利多卡因和丁哌卡因)。

(3)不良反应:中枢神经兴奋和心律失常。

### 14.3.2.6 患者自控镇痛

(1)镇痛原理:麻醉医师根据患者的具体情况,在给予一个基础静脉镇痛药物后,患者可通过自控式注射装置及时补充整体药物,从而获得最佳镇痛效果。

(2)常用药物和不良反应:患者自控镇痛可经静脉和硬膜外途径给药,具体药物和不良反应如前所述。

(何　毅)

### 📖 参考文献

1. 中国抗癌协会食管癌专业委员会.食管癌规范化诊治指南[M].2版.北京:中国协和医科大学出版社,2013.

2. Zheng R,Devin C L,Pucci M J,et al. Optimal timing and route of nutritional support after esophagectomy:A review of the literature [J]. World J Gastroenterol,2019,25(31):4427-4436.

3. Tham J C,Dovell G,Berrisford R G,et al. Routine use of feeding jejunostomy in oesophageal cancer resections:results of a survey in England [J]. Dis Esophagus,2020,33(4):doz075.

4. Low D E,Allum W,De Manzoni G,et al. Guidelines for perioperative care in esophagectomy:enhanced recovery after surgery (ERAS) society recommendations [J]. World J Surg,2019,43(2):299-330.

5. Steenhagen E,Van Vulpen J K,Van Hillegersberg R,et al. Nutrition in perioperative esophageal cancer management [J]. Expert Rev Gastroenterol Hepatol,2017,11(7):663-672.

# 中英文对照索引